U0027715

鬆筋解痛の\最強/
瑜伽伸展式

沒有瑜伽經驗也OK！讓身體瞬間放鬆、消除痠痛，
打造易瘦體質的**下犬式伸展**

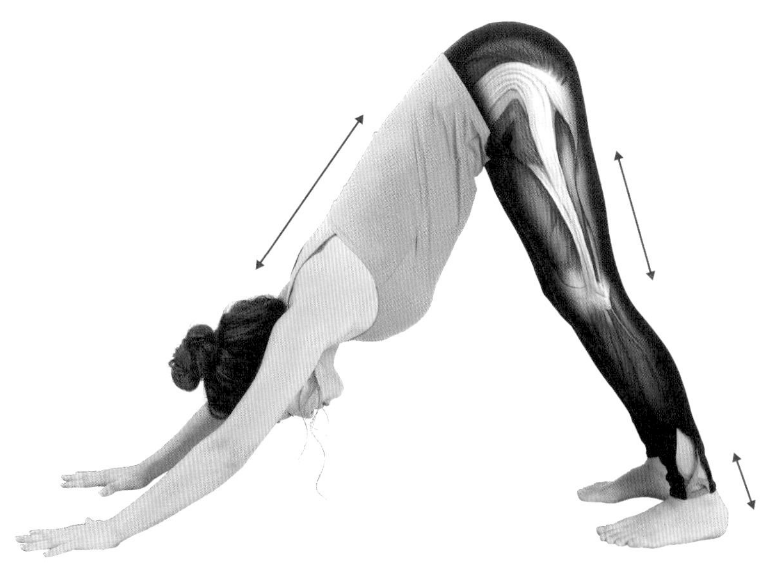

Kaz 森 和世——監修
葉明明——譯

作者序

沒有瑜伽經驗也OK！讓身體瞬間放鬆、消除痠痛的下犬式伸展

大家好，我是運動指導員兼瑜伽老師的森和世。

大約二十年前左右，我辭退了當時任職的服裝公司，隻身前往加拿大。在那裡我接觸到各式各樣的運動療法和瑜伽。回國後我花了半年的時間，讓胖了十公斤的身材回復到原來的體重，從此也開始思考可以融入日常生活中，並且能漂亮地瘦下來的運動。現在我主要的工作包含了替健身相關企業 Body Quest 設計健身方案，同時也在瑜伽教室和健身中心擔任瑜伽老師。

在本書中主要介紹的瑜伽體位「下犬式」，如同書名所述，真的是一個「鬆筋解痛的姿勢」。

書中詳盡說明下犬式對身體的益處，是一種讓全身均勻伸展、適度增強肌力的一個瑜伽體位。至今我曾針對各種身體的狀態、困擾和目的設計出多款運動，不過從來沒有一個能像這個姿勢一樣，有效地提升身體的柔軟度，同時調整全身體態。

實際上這個姿勢是從瑜伽最基本的「下犬式」稍作改良變化而來的。雖然終極目標是希望能完成一模一樣的姿勢，但是為了讓身體比較僵硬的人、或是不曾接觸過瑜伽的人也能輕鬆實踐，我特別設計了本書的「下犬式伸展」。

下犬式是無論初學者或高段生的瑜伽課程中，幾乎都會出現的一個姿勢，因為對於初學者來說，這是一個比較容易實踐的簡單姿勢，而已經很熟練的人，也可以藉由這個姿勢來檢查自己的體態。

以我自己而言，每當我做這個動作的時候，都能學習到「今天的肩膀還沒有完全伸展開來」、「腰部好像很難伸展」等感知，是重新審視自己身體的一個好機會。我願意花上一輩子的時間，透過這個重要的姿勢來與身體對話。

下犬式是我從自身經驗中得知，非常有自信為大家推薦的一款伸展運動。每天只需要花上一分鐘做這個動作，無論妳是想要增加身體的柔軟度、想要擁有更健康的身體、或是想要變得更苗條等心願都能逐一實現。

身體會受到每個人的生活習慣、身體的喜好等影響，僵硬的部位會有所不同。本書也依照部位別來介紹適合的伸展運動。請先從自己可以完成的姿勢，找出身體上哪個部位最僵硬，再朝著更漂亮正確的姿勢努力實踐吧！

運動指導員・瑜伽老師　Kaz（森 和世）

本書使用說明

認識鬆筋解痛の最強瑜伽伸展式的超神奇功效、以及檢查自己身體哪個部位很僵硬。

STEP 1

認識伸展運動和增加身體柔軟度的各種好處。

STEP 2

伸展運動後一定要知道的真知識和假知識。

STEP 3

進入實踐階段！練習「鬆筋解痛の最強瑜伽伸展式」的基本動作、以及不同部位的伸展方法。

錯誤的伸展方法不僅無法發揮效果，也可能會造成身體不適，請特別留意。

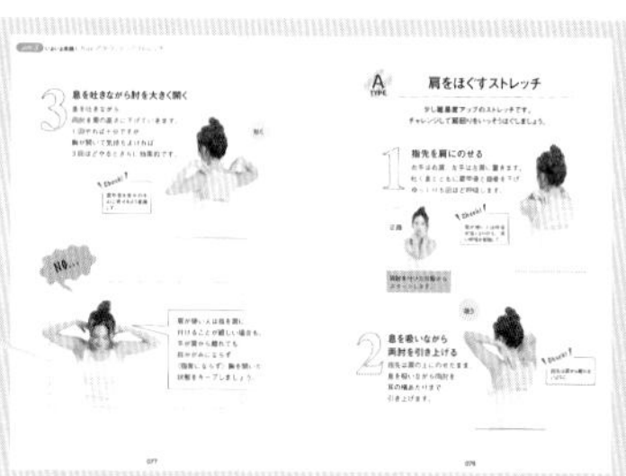

伸展運動重點一目瞭然。

目錄

Contents

Part 1

全身都有效！超神奇姿勢的祕密

Part 2 一定要知道的伸展運動知識

Part 3 立即做做看！下犬式伸展運動

※ **關於各種運動法**

在進行本書中所介紹的各種運動法時，如擔心自身的健康狀態、已經懷孕（包含可能懷孕）、或本身患有疾病的人，請先與專科醫生討論後，依其指示進行運動。此外，運動法的效果可能會因人而異，敬請諒解。如發生事故或求償，本出版社及作者概不負責。

Prologue

前言

每天只需持續一分鐘！
任何人的身體都能變柔軟

請先檢查自己身體的哪個部位特別僵硬，

再針對延展性差的部位做伸展運動，

每天只需持續一分鐘，就能確實看見身體的改變。

姿勢，就能打造更好的自己

基於健康或瘦身等因素而開始接觸伸展運動和瑜伽，但是卻不知道該選擇哪一項才好，而且一次要做好幾種伸展實在很麻煩。針對抱持著這樣想法的人，特別推薦的就是接下來即將為大家介紹的「下犬式伸展」。

這個動作是以瑜伽的下犬式為基礎，設計成適合初學者的伸展運動，每天只要維持這個姿勢一分鐘，就能找回全身的柔軟度，並適度增強肌力。透過這個動作能讓身體變得更健康，同時達到期待的瘦身效果，可以說是很有效率的一個姿勢。

請利用這個「超神奇姿勢」打造出更健康的身體吧！

成為
易瘦體質

改善
肩膀痠痛、
腰痛

提升
睡眠品質

每天 1 分鐘！只要維持這個

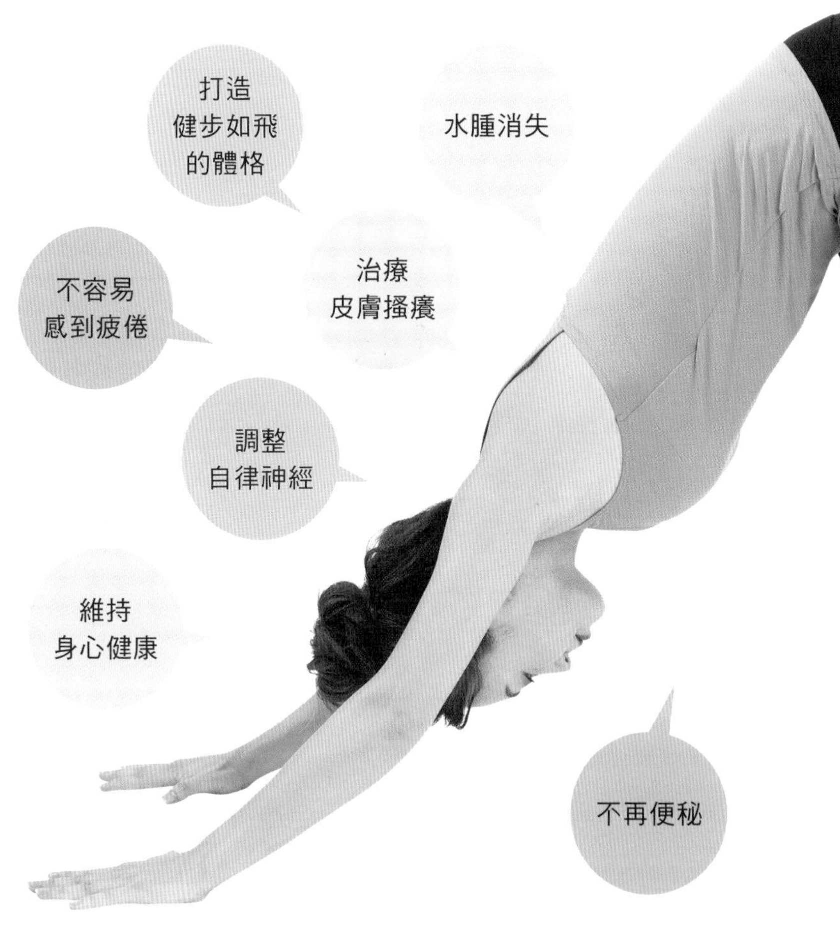
打造
健步如飛
的體格
水腫消失
不容易
感到疲倦
治療
皮膚搔癢
調整
自律神經
維持
身心健康
不再便秘

竟然變得這麼柔軟！

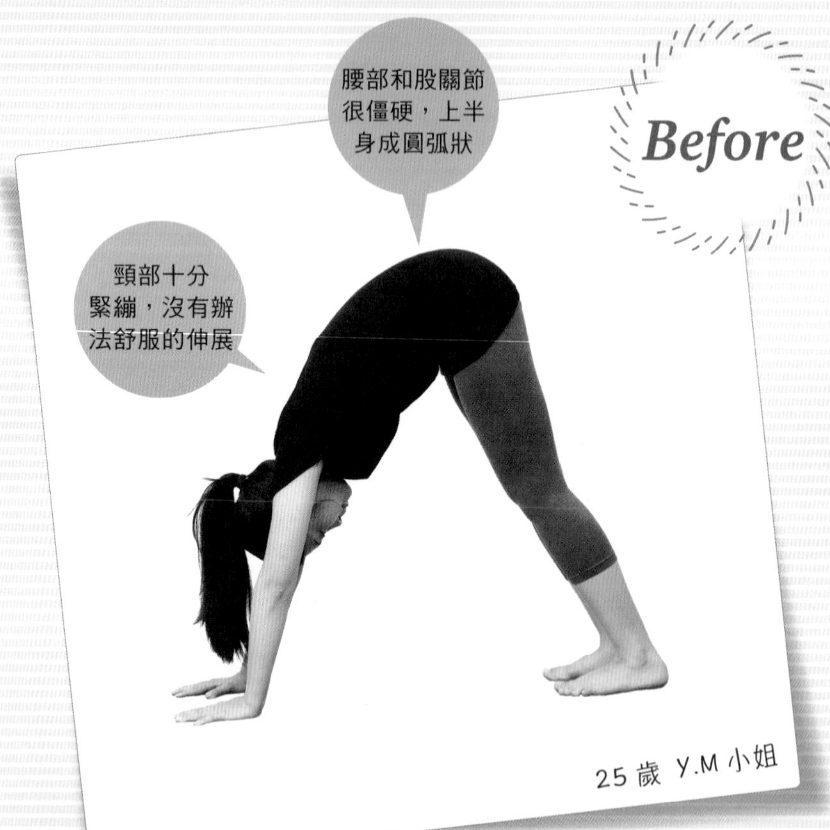
Before
腰部和股關節很僵硬，上半身成圓弧狀
頸部十分緊繃，沒有辦法舒服的伸展
25 歲 Y.M 小姐

雖然我自己覺得身體的柔軟度應該還算不錯，這次請老師鑑定後，發現我的股關節和上半身都很僵硬。因此我開始實踐每天洗完澡後做一分鐘下犬式和伸展運動，慢慢地有感覺到身體的延展性變得更好了。此外，隔天早上也比以往神清氣爽，不容易覺得疲累。

編輯部親自體驗！

經過 4 週後，身體

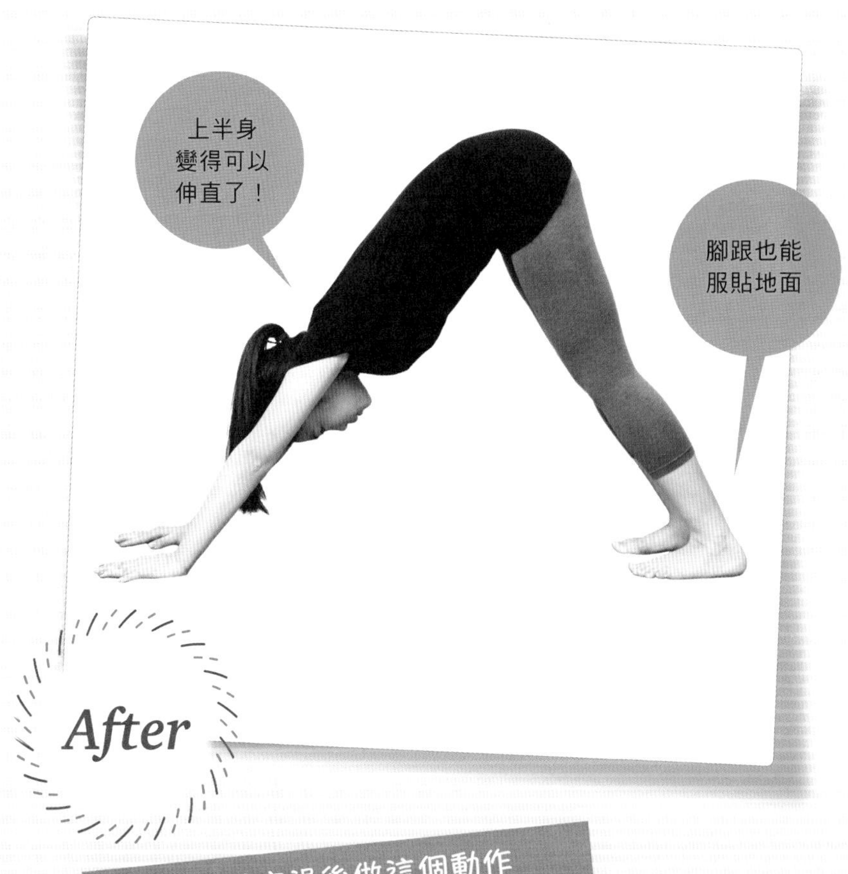
上半身
變得可以
伸直了！
腳跟也能
服貼地面
After

每天洗完澡後做這個動作

隔天早晨超清爽，疲勞也煙消雲散了

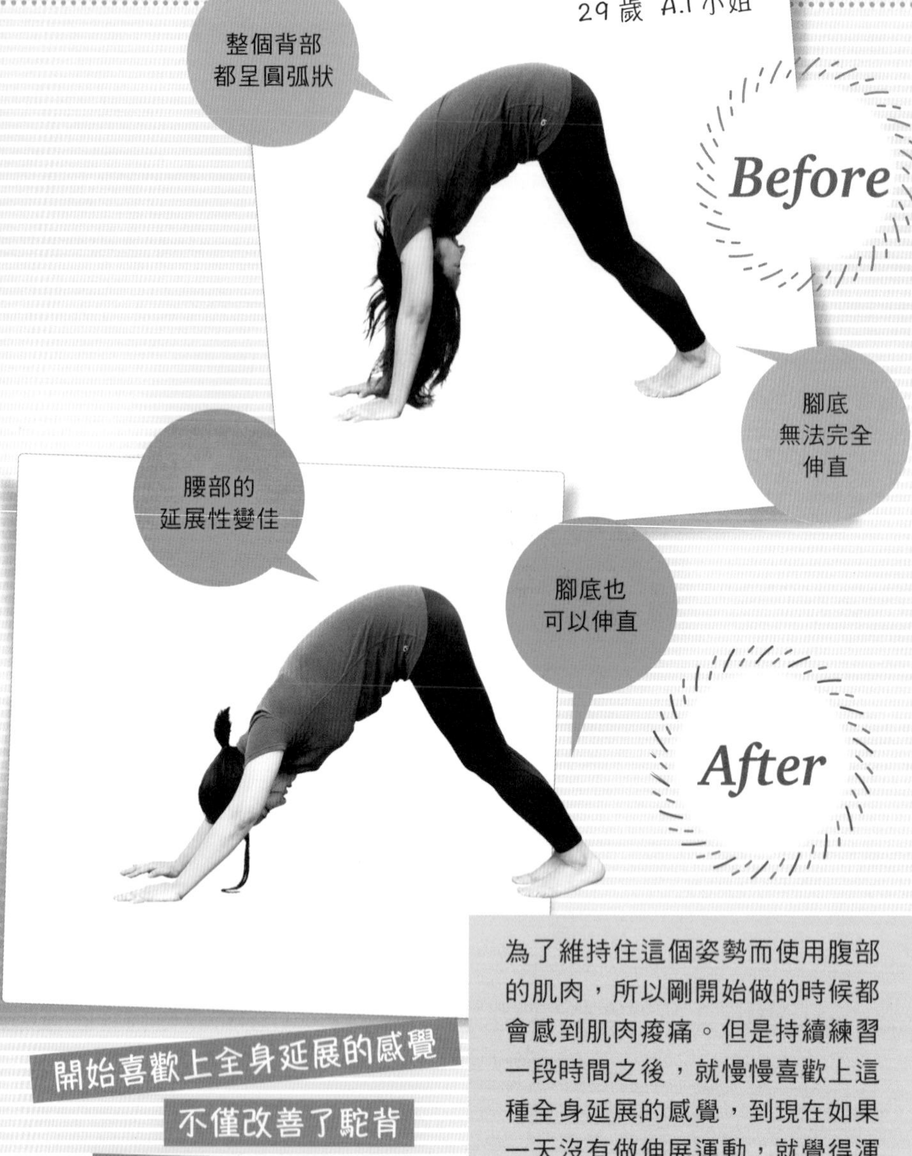
29歲 A.I小姐
整個背部
都呈圓弧狀
Before
腳底
無法完全
伸直
腰部的
延展性變佳
腳底也
可以伸直
After

開始喜歡上全身延展的感覺
不僅改善了駝背
整個體態也變得更好了

為了維持住這個姿勢而使用腹部的肌肉，所以剛開始做的時候都會感到肌肉痠痛。但是持續練習一段時間之後，就慢慢喜歡上這種全身延展的感覺，到現在如果一天沒有做伸展運動，就覺得渾身不對勁。身旁的人也都說我的體態變得更好了。

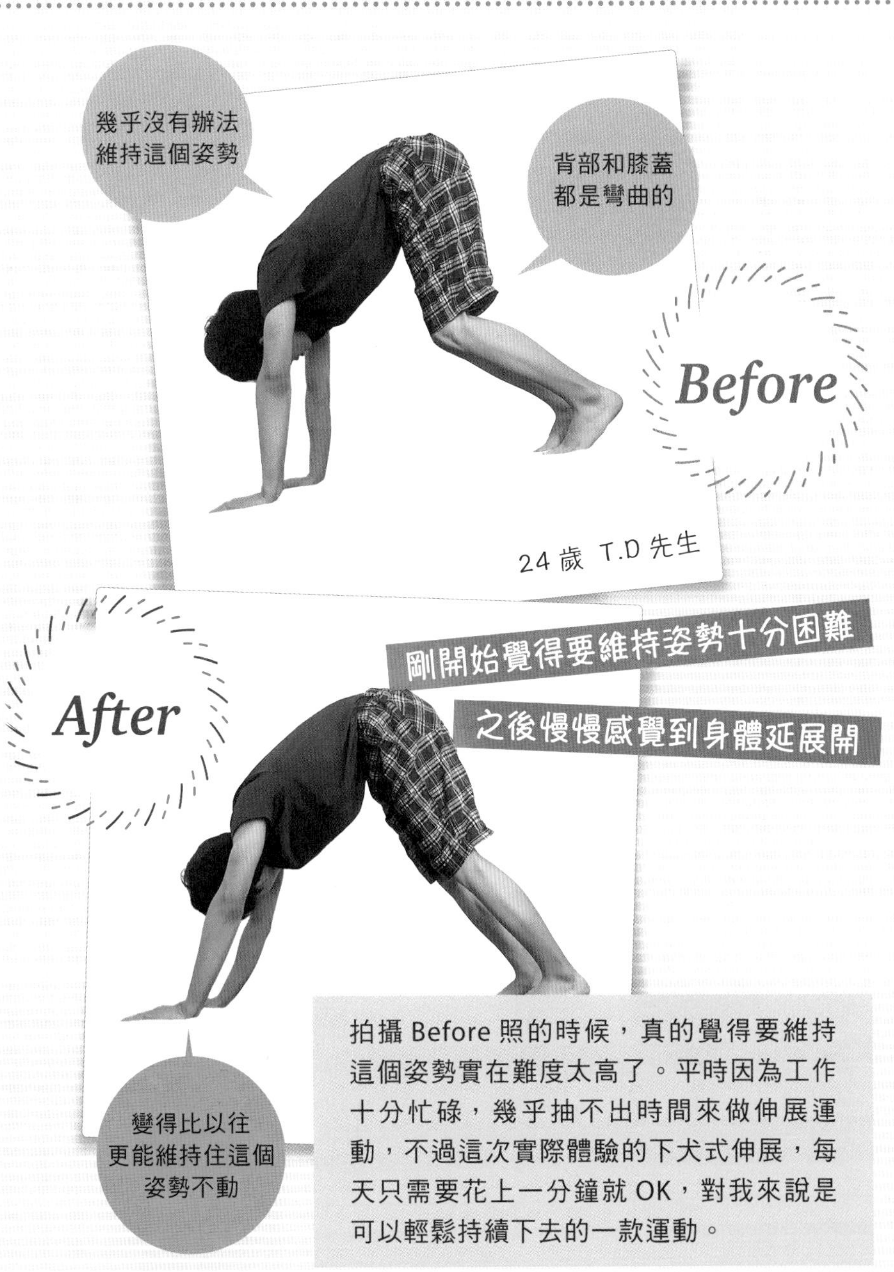
幾乎沒有辦法
維持這個姿勢
背部和膝蓋
都是彎曲的
Before
24歲 T.D先生
After
剛開始覺得要維持姿勢十分困難
之後慢慢感覺到身體延展開
變得比以往
更能維持住這個
姿勢不動

拍攝 Before 照的時候，真的覺得要維持這個姿勢實在難度太高了。平時因為工作十分忙碌，幾乎抽不出時間來做伸展運動，不過這次實際體驗的下犬式伸展，每天只需要花上一分鐘就 OK，對我來說是可以輕鬆持續下去的一款運動。

來做做看吧！

身體柔軟度測試

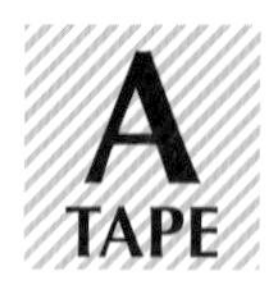

肩膀僵硬型

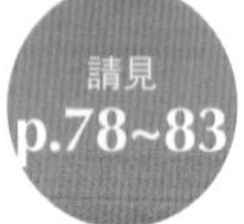
請見
p.78~83

頸部很僵硬，肩膀周圍呈圓弧狀

從頸部到肩膀、肩胛骨周圍肌肉都很緊繃的類型。
頸部十分僵硬，從肩膀到背部中段都呈圓弧狀。

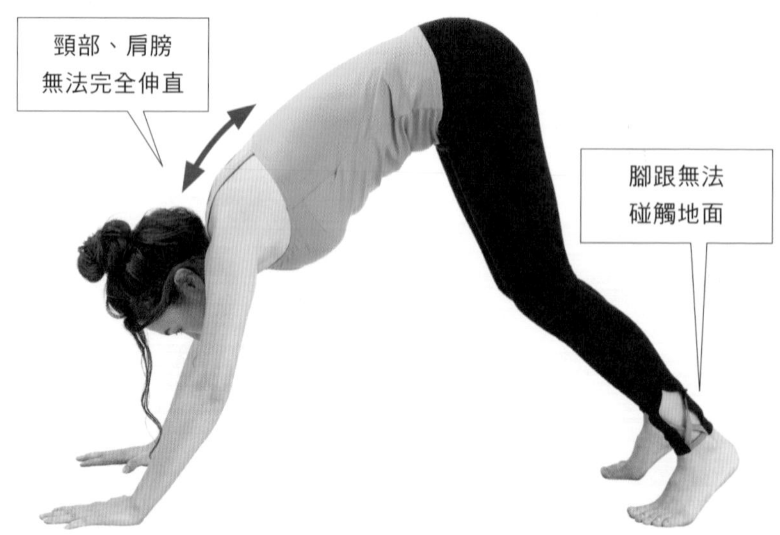
頸部、肩膀
無法完全伸直
腳跟無法
碰觸地面

首先以自己舒服的方式做一個下犬式的姿勢試試看吧！從身體所呈現的形狀可以了解哪些部位特別僵硬。先判斷自己是屬於 A ～ D 的哪一種類型再來實踐不同的伸展運動（請見 p.76 ～ 97）。

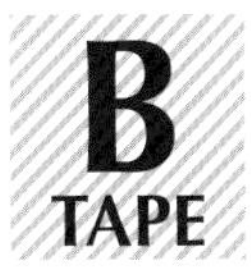

腰部僵硬型 ▶▶▶ 請見 p.84~89

腰部、背部呈圓弧狀

從背部中段附近到腰部肌肉都很緊繃的類型。
腰部周圍呈圓弧狀。

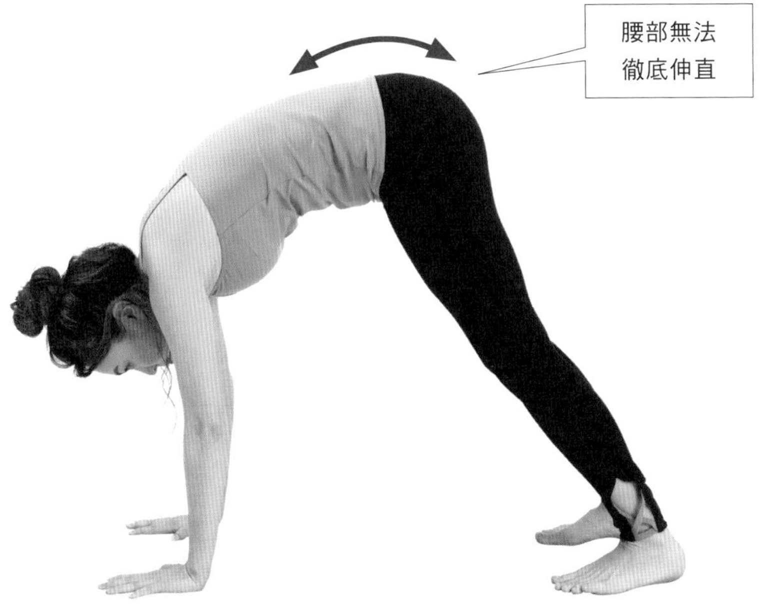

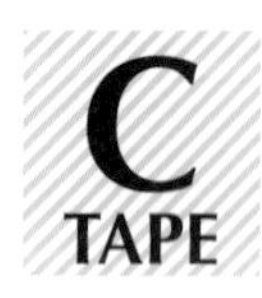
C
TAPE

股關節、臀部僵硬型

請見
p.90~93

腹部和大腿無法拉近距離

股關節和臀部肌肉很緊繃的類型。腹部和大腿完全無法靠近，所以手和腳的位置也都離身體中心十分遙遠。

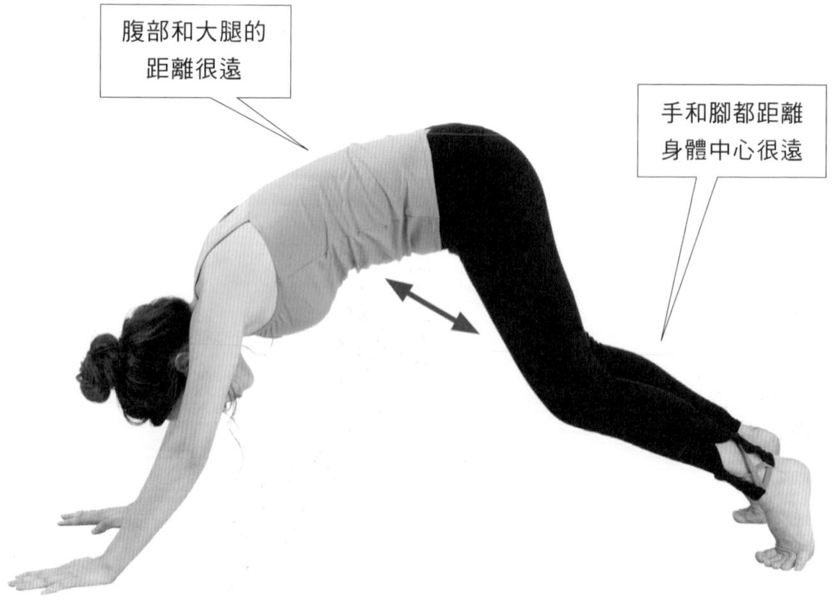
腹部和大腿的
距離很遠
手和腳都距離
身體中心很遠

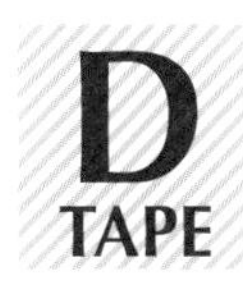

腳底僵硬型

請見 p.94~97

膝蓋是彎曲的、腰部呈圓弧狀

整個腳底（延伸至大腿、膝蓋）十分緊繃的類型。由於腳底無法伸展開來，所以整個身體都會往後側拉緊。

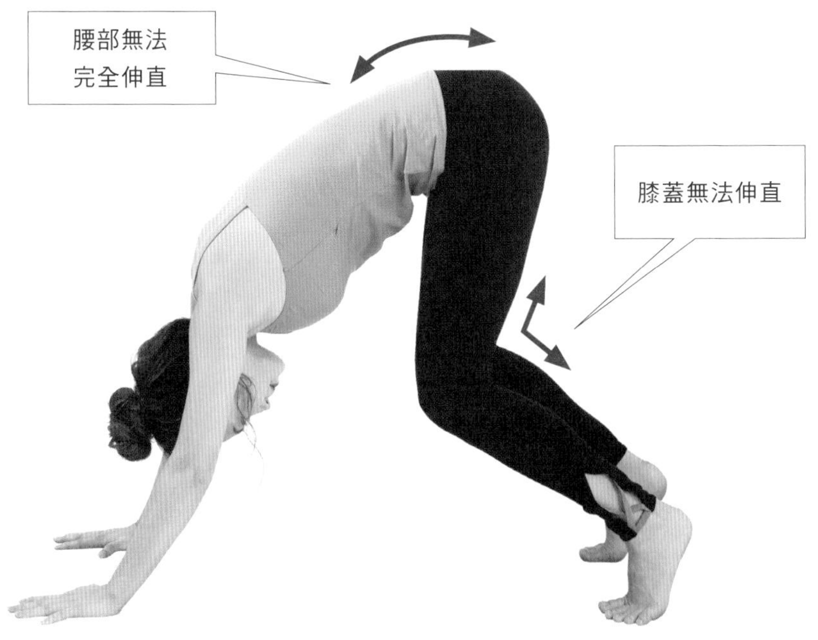

Part 1

全身都有效！超神奇姿勢的祕密

以瑜伽的下犬式為基礎，

針對初學者所設計的下犬式伸展，

完成這一個動作能帶來許多好處。

全身都有效！
超神奇姿勢的祕密
1

只要做這個動作就OK！增加全身柔軟度的超神奇姿勢

只要能持續做下犬式伸展，就幾乎不需要再做其他的伸展運動了，是不是很神奇呢？

具體來說，做這個動作時全身的肌肉，特別是身體內側的全部肌肉都能得到伸展。再細說的話，就是從頸部後方延伸到背部的斜方肌、跨越手肘與肩膀關節從前臂連接到肩胛骨的上臂三頭肌、分佈在脊椎兩側的脊椎起立肌、在肩胛骨下方延伸的背闊肌、連接大腿骨和骨盆的臀大肌、從位於大腿內側的骨盆（坐骨）連接到小腿內側上方的大腿後側肌群、從膝蓋內側經過阿基里斯腱連接到腳跟的腓腸肌、以及從小腿骨上方經過阿基里斯腱連接到腳跟的比目魚肌等，以上這些肌肉都能伸展到。一個動作就可以伸展這麼多的肌肉，實在是很難得。

肌肉如果變得柔軟好伸展，附著在肌肉上的關節活動幅度（可動範圍）也會相對增加。此外，也會運用到腹肌等身體前側的肌肉，不僅可以提高全身的柔軟度，也能實現增加肌力的效果，所以會稱它為超神奇的姿勢。

全身都有效的“萬用”姿勢！

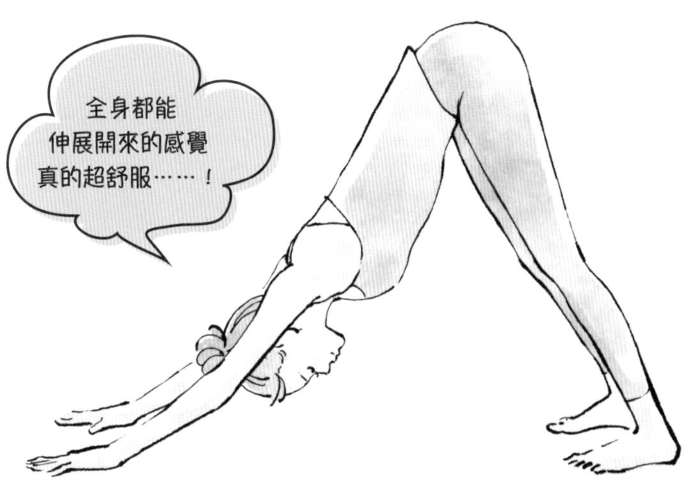

全身都能
伸展開來的感覺
真的超舒服……！

以身體的內側為中心伸展肌肉，
可以讓全身的柔軟度都提升。

全身都有效！
超神奇姿勢的祕密
2

每天只要一分鐘就能找回柔軟度

通常做伸展運動時，都需要搭配好幾種動作，也會花上較多的時間，但本書所介紹的「下犬式伸展」每天只要做一分鐘就OK。每天持續練習，慢慢就能找回全身的柔軟度。

只不過，初次挑戰下犬式或是還不太習慣的人，光要維持這個動作一分鐘應該都覺得很難熬。此時，請從手腳著地呈跪姿的姿勢開始，慢慢屈膝、伸直背部，依照順序來完成動作（在第三章有詳盡解說），連同所有步驟只要花上一分鐘就可以了。

最重要的是要一邊與自己的身體對話，在不勉強自己的範圍內持續下去。在還不太習慣的時候，請把一分鐘當成是一個參考值，將思緒集中在如何能讓姿勢更標準就好。

只要每天持續下去，能維持這個姿勢的時間絕對也會慢慢延長。等到開始覺得維持一分鐘的姿勢還算輕鬆時，就可以視自己身體的狀態再做調整、逐次延長時間。

圖解步驟教學

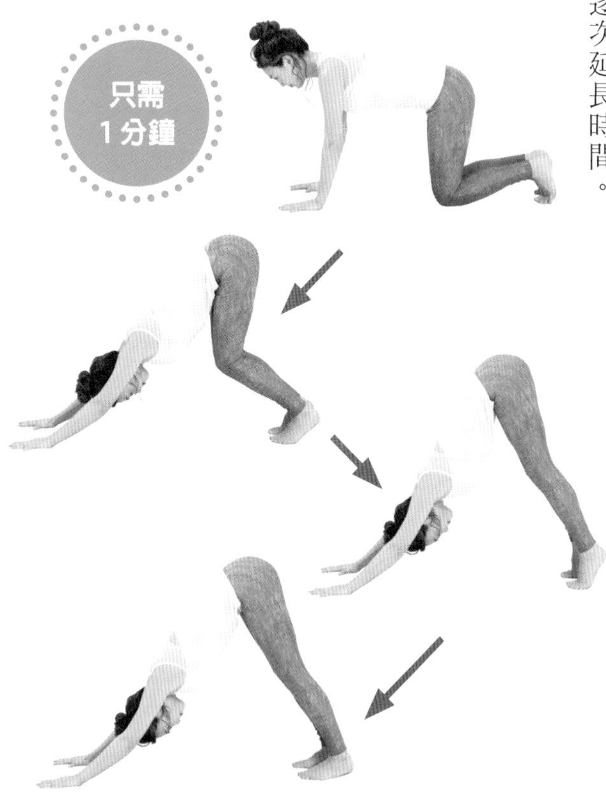

剛開始請先挑戰在一分鐘內完成這些動作，等養成習慣後，再慢慢延長維持完成動作的時間。

全身都有效！
超神奇姿勢的祕密
3

身體僵硬、缺乏運動一次解決
還能打造易瘦體質

每天持續做這個伸展式，可以為身體帶來許多好處，首先就是成為易瘦體質。

身體僵硬的人在日常生活中的動作幅度通常比較小。舉例來說，大腿或膝蓋內側、小腿肚等腿部內側肌肉僵硬的人，以及股關節活動較差的人，往往步伐也很狹窄。不過**只要天天做下犬式這個伸展運動，每踏出一步的步伐自然而然就會變大，同時增加卡路里的消耗。一樣是走路，你的走路方式卻比別人更容易變瘦。**

此外，做伸展運動時，全身肌肉都會呈現拼命工作的狀態，所以平時用不到的肌肉也變成每天都在使用了，肌肉量就會慢慢增加。肌肉量如果增加的話，即使體重沒有改變，外表看起來還是會變苗條，同時提升「基礎代謝率」（就算什麼事都不做也會消耗的熱量），打造出易瘦體質。肌肉會燃燒大量的脂肪來轉換成熱量，因此體脂肪自然而然也跟著降低了。

下犬式伸展讓人變瘦的原因

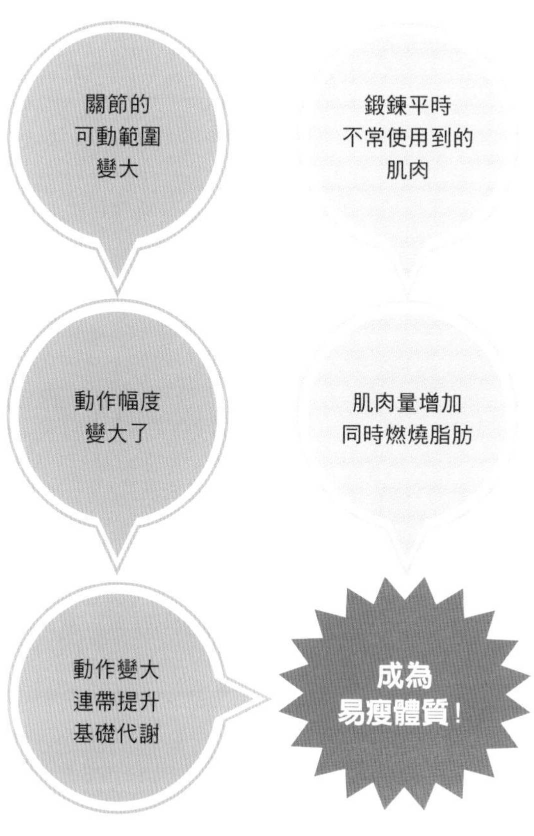
關節的
可動範圍
變大
動作幅度
變大了
動作變大
連帶提升
基礎代謝
鍛鍊平時
不常使用到的
肌肉
肌肉量增加
同時燃燒脂肪
成為
易瘦體質！

全身都有效！
超神奇姿勢的祕密
4

血液循環瞬間變好
改善肩膀痠痛和腰痛

深受肩膀痠痛、腰痛困擾的人不在少數，如果每天持續做下犬式伸展運動，就能徹底解決這些身體不適。

經常坐辦公室、或是沒有運動習慣，這些平時不太活動身體的族群，肌肉就一定會變得僵硬而缺乏彈性。肌肉的作用就如同幫浦般透過收縮，將血液輸送到全身，然而肌肉僵硬的話，幫浦功能也會變差。全身的血液循環不好，往往就會引起肩膀痠痛或腰痛等不適的症狀。

此外，人體一旦覺得疲勞或疼痛，就會連帶引發肌肉緊張僵硬的機制。因此如果覺得肩膀痠痛和腰痛時，血液循環就會越來越停滯，痠痛和疼痛的症狀也會加劇。

只要在日常生活中利用下犬式伸展運動來伸展肌肉，肌肉的血液幫浦就能慢慢恢復順暢運作。請務必每天持續下去，以免再次陷入這些不適症狀的輪迴。

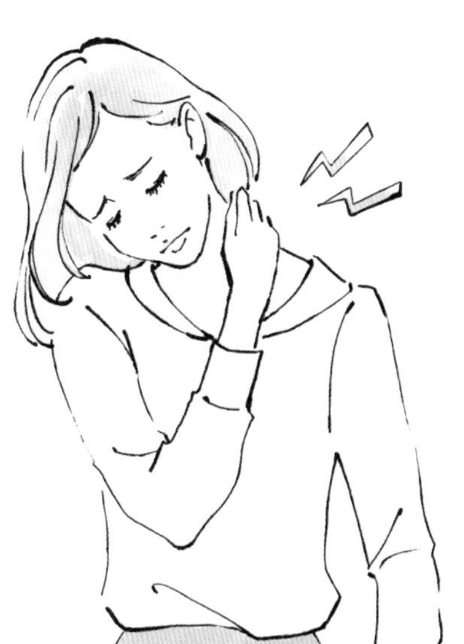

工作或做家事時，容易長時間維持同樣的姿勢，就會導致肌肉僵硬引起肩膀痠痛、腰痛等不適。

全身都有效！
超神奇姿勢的祕密
5

調整歪斜體態 身體立刻回正

絕大多數的人身體都有歪斜。經常以同樣的姿勢工作、經常使用單側的身體等生活習慣，會讓骨盆從原本正確的位置移開。一旦發生這樣的情形，首先體態會變差、呼吸也會變淺、連帶著血液循環也會變差，健康問題層出不窮。

調整歪斜體態最重要的一點，就是要讓身體中心的骨盆維持在正確的位置。為了讓骨盆維持在正確位置，必須確保與骨盆相連的大腿內側的膕旁肌群（腿後側肌群）彈性良好、同時也要在腹部和臀部、大腿等部位增加適量的肌肉。

膕旁肌群（腿後側肌群）如果僵硬缺乏彈性的話，骨盆容易往後傾斜。一旦骨盆被往後拉緊，就很容易形成駝背。另一方面如果骨盆前傾，可能會造成小腹突出和腰痛。為了防止這些情形出現，從膕旁肌群（腿後側肌群）到腹肌和臀大肌（臀部的肌肉）都需要鍛鍊，讓肌肉維持在正確的位置是非常重要的觀念。

下犬式伸展運動可以幫助膕旁肌群（腿後側肌群）維持柔軟度，同時適度提升肌力。此外，也能讓身體維持在左右對稱的狀態，如果有一邊較為僵硬，馬上就會發現，可以自覺地透過伸展運動來調整左右的歪斜。只要每天持續下去，絕對可以保有不歪斜的漂亮體態。

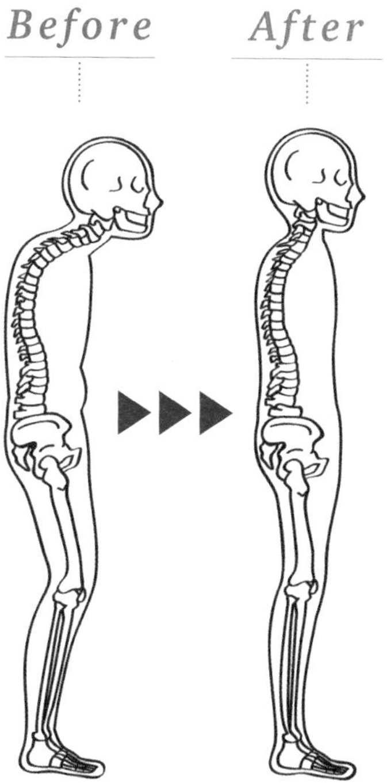

Before　　After

長時間在電腦前工作或近距離滑手機等，這些日常姿勢都是造成身體歪斜的原因之一。透過下犬式伸展運動，可以找回肌肉的柔軟度，讓身體維持在正確的姿勢。

全身都有效！
超神奇姿勢的祕密
6

睡前只要做一分鐘就能一覺睡到天亮

無論再怎麼疲倦，只要能好好睡上一覺，隔天早上就會覺得神清氣爽，這樣的經驗我想大家應該都有過。人類想要追求舒適的生活品質，睡眠扮演著非常重要的角色。而且必須是在短時間內也能讓身體恢復疲勞的優質睡眠。

為了提高睡眠品質，也極為推薦大家在睡前做一分鐘下犬式伸展運動。將一整天累積的疲勞和緊張完全放鬆，引領你進入更舒適的睡眠狀態。

之所以會這麼說，是因為**下犬式的姿勢會讓頭部低於心臟，如果不深呼吸的話，血液會衝向頭部讓人覺得頭昏腦脹，所以下意識地就會進行深呼吸。深呼吸時會刺激副交感神經，使身體呈現放鬆的狀態。**時常看電腦或滑手機的人，會受到螢幕上的聲光影響而刺激交感神經，讓腦中經常處於亢奮狀態，因此這個姿勢的緩和效果特別好。

此外，頭部的位置若低於心臟，可藉由重力毫不費力地將靜脈血送回心臟，讓健康的血液流至頸部和胸部。結論是全身的血液循環都變好了，身體變溫暖了，睡眠品質也會跟著提升。

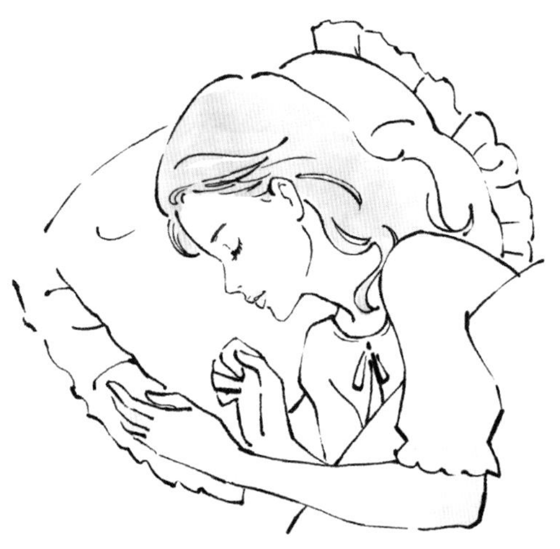

透過優質的睡眠能分泌成長荷爾蒙。成長荷爾蒙具有恢復疲勞、維持骨密度、促進肌膚新陳代謝等作用，對身體而言是很重要的機能之一。

全身都有效！
超神奇姿勢的祕密
7

可以按摩內臟達到消除便祕的效果

將頭部朝下、腰部往上抬起的下犬式伸展運動，可以促進胃、腸等腹腔裡內臟的活動，也可以想像成是內臟正處於被按摩的狀態。

每當坐著的時候，胃和腸幾乎都是被擠壓受力的部位。也因此在經常坐著的人當中，有可能會發生腸沾黏導致腸道蠕動變差。一旦出現這樣的情形，整個腸道的血液循環就會停滯、促進排便的腸道蠕動機能也會跟著變差，很容易形成便祕。

做下犬式伸展運動時，腹部是呈現垂吊在脊椎下方的狀態，因此會在腹腔裡形成一個空間。**只要每天短時間持續做這個姿勢，腸子間的空隙就會形成可以改善腸子沾黏的狀態，最終就連便祕問題也一併解決了。**

此外，由於內臟經常被重力所牽引，一般來說會隨著年齡的增長，而呈現逐漸往下方擠壓的狀態。因為內臟下垂而導致下腹部突出的情形也時有所聞。此時最有效的方式就是透過下犬式伸展運動，讓內臟承受與重力完全相反的負荷，如此一來，被擠壓的內臟就會暫時回到原來的位置，並開始發揮正常功用。

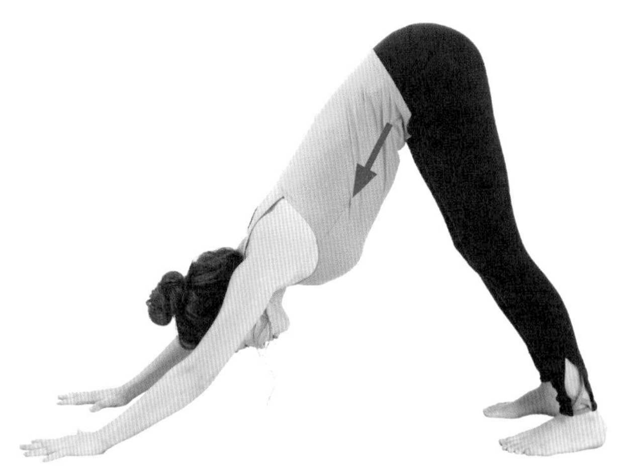

透過這個姿勢可以讓胃腸原本的重力方向改變，幫助內臟回到正確的位置。

全身都有效！
超神奇姿勢的祕密
8

小腿肚是身體的第二個心臟伸展它，讓全身的浮腫都消失

下犬式伸展運動對於解決浮腫問題非常有效。

之所以會造成浮腫的原因，就在於血液循環不好。身體中多餘的水分無法被血液回收，而囤積在體內的組織裡，因此臉部看起來就會浮腫、或者一到傍晚就覺得鞋子很緊穿起來不舒服。

讓浮腫消失的訣竅就是要徹底伸展被稱為第二心臟的小腿肚。小腿肚有一個重要的機制叫做「擠乳作用」（milking action），可以反重力幫助血液流動順暢。

再細說的話，就是「擠乳作用」會讓小腿肚的肌肉在血液周圍如同擠牛奶般的律動，也就是將血液送回心臟的功能。藉由刺激小腿肚的肌肉幫助

「擠乳作用」充分運作，血液循環就會變順暢，連帶著全身的浮腫也跟著消失了。相對來說，運動不足和長時間維持同樣姿勢的人，很容易因為小腿肚的肌力變差和肌肉僵硬而身體浮腫。

此外，**透過下犬式伸展運動讓頭部的位置低於心臟，可以促進臉部血液循環達到消除浮腫的效果。**最重要的一點就是做動作時要記得反覆深呼吸，如果屏住呼吸反而會導致血流停滯喔！

利用小腿肚的幫浦機能讓血液循環變好

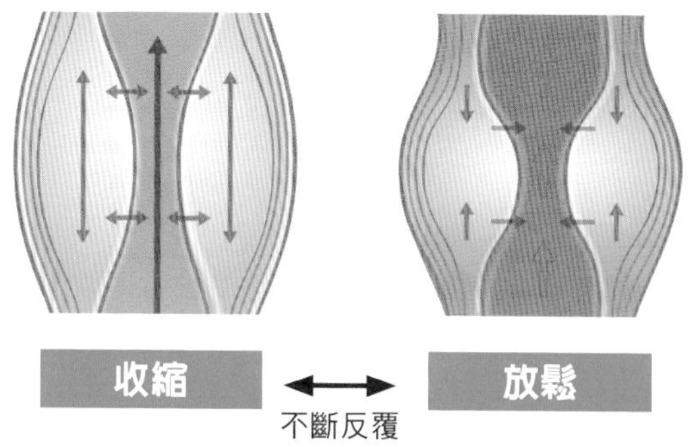

小腿肚的幫浦作用如果變差的話，很容易造成浮腫。肌肉藉由反覆收縮與放鬆的「擠乳作用」機制，來促進停滯在足部的血液流動。

全身都有效！
超神奇姿勢的祕密
9

增加關節的可動性
到老一樣健步如飛

「動不動就容易絆倒」、「步伐變小了」等走路方式的改變，事實上是老化的徵兆之一。平日裡若是沒有做伸展運動來延伸肌肉的話，隨著年齡增長，關節的可動性會變得更差。特別是股關節附近的關節如果變得不好活動，就會讓步伐變小，也很容易跌倒。

想要打造到老都能健步如飛的體格，維持股關節周圍的柔軟度是非常重要的一件事。與關節相連的肌肉以及兩側的肌腱、穩定關節的韌帶等都會隨著年齡增長而容易僵硬，因此在日常生活中就要經常活動這些部位來保持它的柔軟度。

下犬式伸展運動不僅可以活動股關節周圍的肌肉，就連腳踝附近的關節和肌肉、以及腳底的肌肉都能伸展到。只要每天持續做伸展，即使年紀大了也一樣可以擁有健步如飛的體格。

此外，年紀大的人通常骨密度會降低，骨骼較為脆弱也比較容易發生骨折。防患未然的方法之一，就是讓骨骼增加和緩的壓力。每天習慣性的適度加壓，可以提升骨密度是已經被證實的方法。透過下犬式伸展運動，讓手腕和腳踝慢慢支撐起身體全部的重量，就能強化這些關節的骨骼。

利用下犬式伸展運動 打造健步如飛的體格

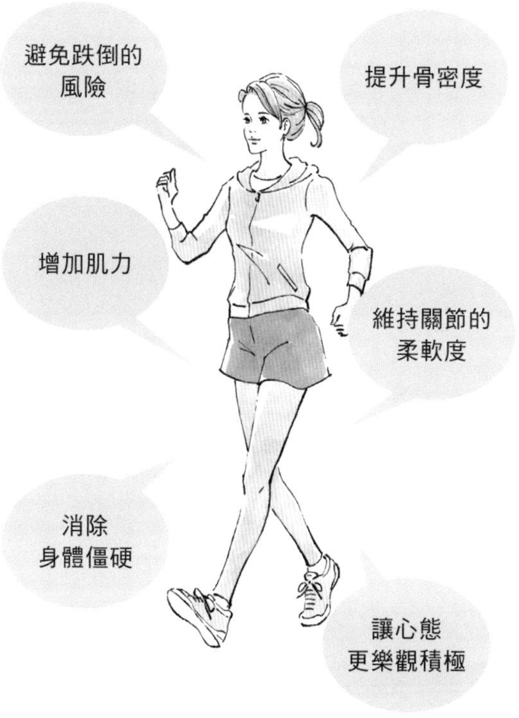

避免跌倒的風險

提升骨密度

增加肌力

維持關節的柔軟度

消除身體僵硬

讓心態更樂觀積極

全身都有效！
超神奇姿勢的祕密
10

促進骨盆血液循環打造年輕漂亮的體態！

之前已經提到過下犬式伸展運動有助於預防老化，其實在美容方面的效果也很值得關注喔！

首先就是頭朝下的姿勢，可以讓與重力相反的引力發揮作用，改善臉部肌肉鬆弛。此外，也能促進臉部血液循環解決浮腫問題。

在做下犬式姿勢時會使用到全身的肌肉，能放鬆平時不常用的關節和肌肉，擴展可動範圍。只要日常動作變大就能提升基礎代謝，打造出年輕又不容易囤積脂肪的體態。對於女性來說，加速骨盆內的血液循環可以刺激卵巢分泌女性荷爾蒙，更容易維持漂亮的身材曲線。

除此之外，和緩的身體運動可以促進成長荷爾蒙分泌。成長荷爾蒙能促進肌肉生長、提高身體的基礎代謝、同時修復受損肌膚，對於抗老化而言是絕對不可或缺的。優質的睡眠也可以幫助成長荷爾蒙分泌，所以特別推薦在睡前做這個動作。

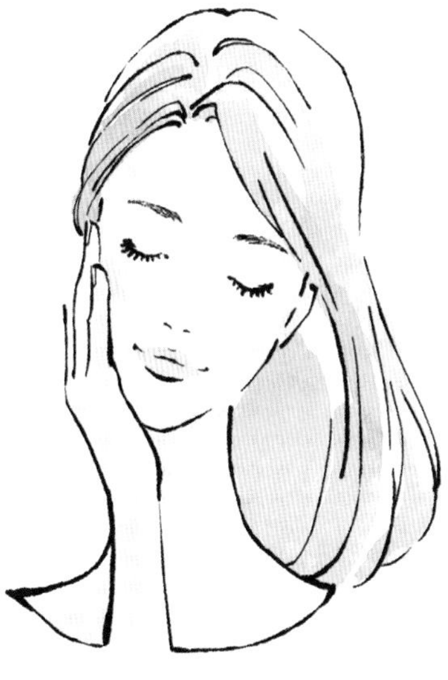

實踐下犬式伸展運動，
對於美容也有很多好處！

全身都有效！
超神奇姿勢的祕密
11

學會深呼吸
身體就不容易疲勞

做下犬式伸展運動時，如果沒有慢慢地深呼吸，血液衝往腦部可能會覺得很不舒服，因此有意識的搭配深呼吸是絕對必要的。呼吸動作要確實，氧氣和營養才能運送到身體的每一個角落，打造出健康又不容易疲勞的身體。

此外，如果調整身體的歪斜、讓姿勢變好（請見本書第32～33頁），肌肉就能有效率的發揮作用，不會消耗多餘的熱量，身體也就不容易覺得疲勞。

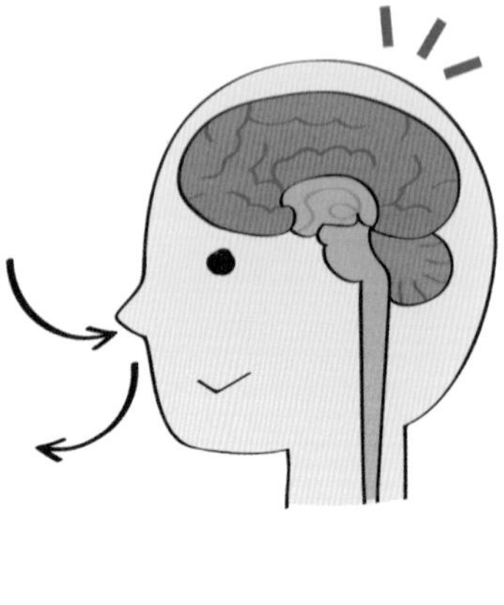

呼吸太淺，氧氣就無法充分運送到腦部和全身，會呈現缺氧的狀態。

全身都有效！
超神奇姿勢的祕密
12

增加快樂荷爾蒙調整自律神經

透過伸展身體內側的肌肉，能調節自律神經、刺激腦內分泌一種叫做「血清素」的物質。血清素又被稱為「快樂荷爾蒙」，可以抑制令情緒亢奮的神經傳導物質，若分泌量增加就更容易控制壓力、不安和憤怒等情緒。

此外，如果一邊深呼吸同時慢慢伸展肌肉，能啟動副交感神經釋放出放鬆的訊息，讓固執僵硬的心和身體都能變得柔軟放鬆。

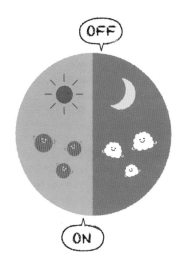

在夜間做伸展運動可以啟動副交感神經，達到放鬆的效果。

下犬式伸展
會用到的肌肉

一個動作
就能伸展全身肌肉

正如同之前所告訴大家的，實踐下犬式伸展運動有說不完的好處。其中最主要的理由，就是只要做這個動作就能同時伸展很多肌肉。在此特別為大家詳細解說可以伸展到的重點肌肉。

①**斜方肌**：從頸部後方延伸到背部的肌肉。可以幫助手臂發揮功能、讓肩胛骨維持在正確的位置。

②**上臂三頭肌**：上臂後側的肌肉。主要是在手肘伸展時發揮作用。

③**脊椎起立肌**：沿著脊椎，從頸部上方一直延伸到骨盆的肌肉。具有輔助脊椎的功能。

④**背闊肌**：位於肩胛骨下方的大範圍肌肉。每當手臂彎曲時會收縮。

⑤**臀大肌**：從臀部延伸至大腿的大範圍肌肉。腳往後踢的時候會發揮作用。

⑥膕旁肌群（腿後側肌群）：位於大腿內側的肌肉。主要是在膝蓋彎曲時發揮作用，也用於站立時維持姿勢。

⑦腓腸肌：位於膝蓋內側，經過阿基里斯腱連接到腳跟的肌肉。有維持行走、跳躍、站立等姿勢的功能。

⑧比目魚肌：從脛骨上方經過阿基里斯腱連接到腳跟的肌肉。與腓腸肌具有同樣的功能。

身體內側全部的肌肉都能伸展

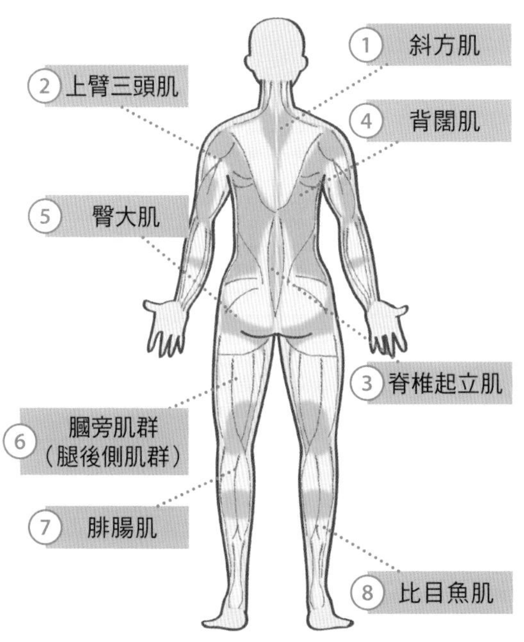

做這個動作
居然有這些好處

讓肩胛骨變柔軟
身型上的缺點也消失了

做下犬式伸展運動可以同時伸展到許多肌肉，首先我們就將注意力放在上半身的「斜方肌」吧！

斜方肌可分為上、中、下三個部分，各自與肩胛骨的活動息息相關。上斜方肌輔助鎖骨和肩胛骨的提起動作、中斜方肌可以幫助肩胛骨直接上提以及往脊椎方向靠攏、下斜方肌則會在肩胛骨下降時發揮功用。另外，中斜方肌也負責讓肩胛骨維持在正確的位置。

斜方肌如果僵硬不好活動的話，肩胛骨就會呈現移位提高的狀態。如此一來下巴就會往前突出、或形成駝背等，體態也跟著變差。此外，頸、肩、腰和背部僵硬時，因為**背部血液循環變差很容易囤積贅肉，也會造成背**

部變圓、小腹突出、或胸型走樣等種種缺點。

一旦背部變圓開始囤積贅肉時，外表給人的印象就會感覺一下子老很多。透過下犬式伸展運動不僅可以改善這些缺點，還能更進一步意識到背部的肌肉，而維持端正漂亮的姿勢。

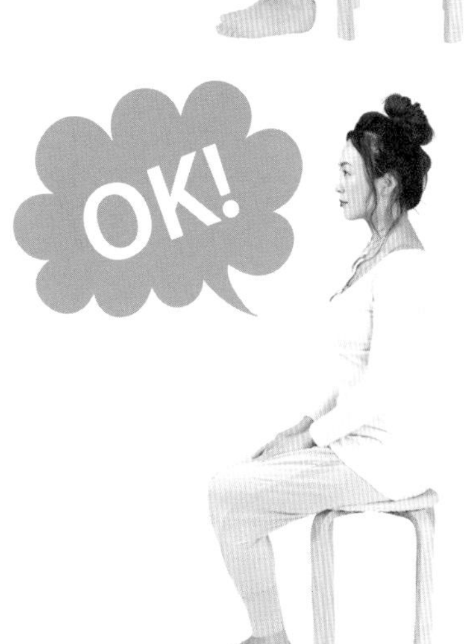

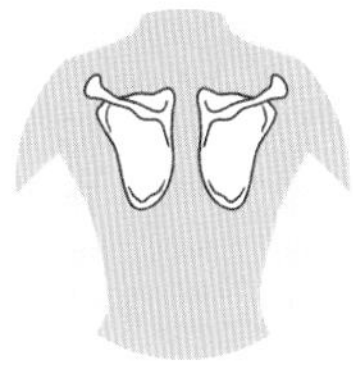

透過鍛鍊斜方肌可以提起肩胛骨，維持端正漂亮的姿勢。

打造漂亮體態的祕訣
1

增加大腿內側的柔軟度打造漂亮的體態

接下來讓我們把重心放在下半身的肌肉，也就是臀部的「臀大肌」和大腿內側的大肌肉「膕旁肌群（腿後側肌群）」。要把下犬式伸展做的標準漂亮，增加這兩個部位的肌肉柔軟度是絕對不可或缺的。

臀大肌是連接大腿骨和骨盆的肌肉，與骨關節的活動密不可分，藉由放鬆臀大肌可以增加骨關節的可動範圍。

膕旁肌群（腿後側肌群）是連接骨盆和脛骨的肌肉。此處的肌肉如果太僵硬緊繃，股關節就不容易彎曲、身體很難向前傾倒。

也就是說這兩個部位的肌肉，與股關節的可動範圍是息息相關的。下犬式伸展要做得漂亮，就必須從股關節開始彎曲體幹。膕旁肌群（腿後側肌群）和臀大肌都很僵硬的話，腹部和背部就會變成圓弧形，無法維持漂亮的姿勢。

此外，臀大肌和膕旁肌群（腿後側肌群）的肌肉量很多，也因此會大大左右外觀看起來的感覺。持續長時間坐著或站立的工作都會造成肌肉僵硬，而導致臀部下垂或鬆弛等，讓漂亮的臀型走樣。

大腿內側的柔軟度很重要

大腿內側的肌肉如果太僵硬，做這個動作時往往上半身會變成圓弧形。透過以膕旁肌群（腿後側肌群）為中心來充分伸展腿部的肌肉，股關節的柔軟度就會變好，而更接近完美的姿勢。

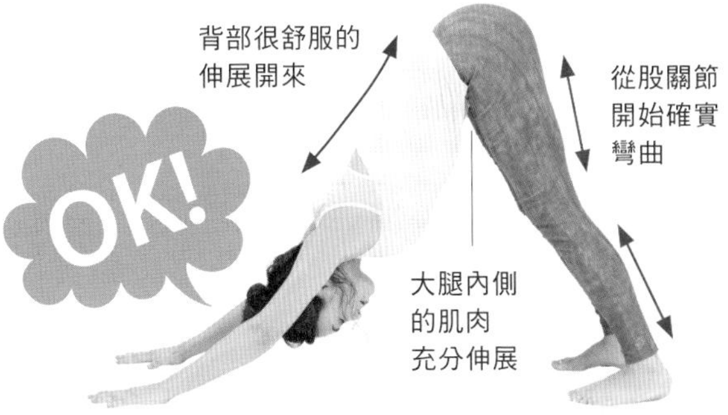

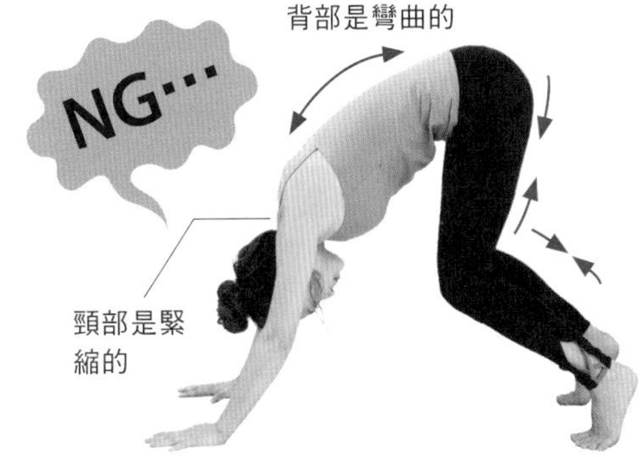

NG…
背部是彎曲的
頸部是緊縮的

OK!
背部很舒服的伸展開來
從股關節開始確實彎曲
大腿內側的肌肉充分伸展

打造漂亮體態的祕訣
2

最理想的形狀就是空中盪鞦韆以腰部為軸心向下垂降的姿勢

做下犬式伸展運動時，我希望大家可以想像一下如同在腰部（大腿根部附近）前方夾住一根棍子般，向下垂降的「空中盪鞦韆」姿勢。腰部位於最高的位置，以腰部為軸心，將手腳自然向下伸展的姿勢是最理想的。

還不太習慣這個動作的時候，很多人會把重心放在伸直膝蓋，其實是錯誤的觀念。大腿內側的柔軟度固然很重要，如果強行將腿部伸直但上半身還是緊縮的，那麼頸部、肩膀和腰部的肌肉就更不容易伸展了。還不如一開始就先彎曲膝蓋。腰部盡可能往上提，把注意力放在伸展上半身，反而更能不費力的延展到全身肌肉。

同樣的也有很多人會格外留意「腳跟要碰觸到地面」，其實**只要能將腳**

底延伸到最大限度就好，有沒有碰到地面並不重要。只要持續練習，腳跟自然而然就會著地了。

要做出最完美姿勢的訣竅，就是運用腹肌等身體前側的肌肉將腰部往上推高，請想像一下用腹部支撐起腰部，手腳以腰部為起點，輕鬆的往下延伸，就是一個完美漂亮的姿勢了。

想像「空中盪鞦韆」的姿勢

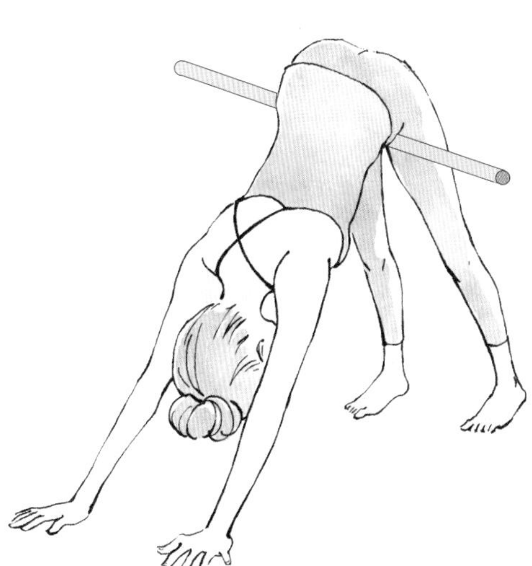

將腰部往上高高提起，接下來只要讓全身舒服地伸展即可。

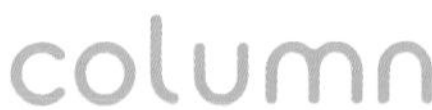

飲食過量會讓身體變得很僵硬？

會讓身體變得緊繃僵硬的原因有好幾個，更詳盡的介紹請見 Part 2。我想舉一個大家可能不太知道的例子，「飲食過量」也是導致身體失去柔軟度的原因之一。

人類在用餐過後，血液中葡萄糖的含量（也就是血糖值）會上升。葡萄糖雖然可以轉化為身體的能量，但如果飲食過量、長期維持著糖分攝取過度的生活，在體內就會產生「糖化」現象。

所謂的糖化現象，是指飲食中攝取的糖分和體內的蛋白質結合。以肌肉而言，如果糖化現象持續進行，位於肌肉和肌筋膜內的膠原蛋白就會變得僵硬。

此外，飲食過量會造成體脂肪增加，連帶著關節的活動也會被侷限住而失去柔軟度。如果感覺身體變得很緊繃僵硬，應該就要重新審視一下自己的飲食生活。

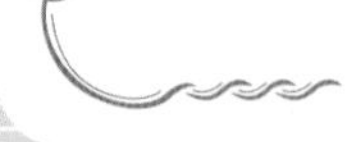

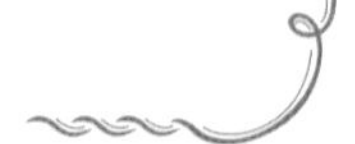

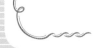

Part 2

一定要知道的
伸展運動知識

為大家介紹關於伸展運動和

柔軟度最常見的錯誤和偏見，

先學會正確的知識，

再安全地進行伸展吧！

關於伸展運動的疑問
1

「身體僵硬是與生俱來的」這個說法根本不存在！

「我的身體僵硬是與生俱來的」，有這樣想法的人好像不在少數？我時常聽到很多沒有伸展習慣的人如此說，但這其實是一種錯誤的觀念。

當嬰兒通過母親狹窄的產道出生時，全身都是蜷縮在一起的。肩關節和股關節等所有的關節如果不夠柔軟，是絕對無法順利通過產道的，因此任誰都是在柔軟的狀態下誕生的。

柔軟度的差別在於運動量的多寡，大約從小學生時期就逐漸展現出來了。喜歡玩遊戲、活動身體的小朋友，身體的柔軟度會維持的比較好，而運動量少的小朋友則容易有肢體僵硬的情形出現。

大家雖然都常說「年紀大了身體會變得僵硬」，事實上也是錯誤的觀念，**柔軟度的差別在於有沒有養成習慣經常活動肌肉和關節。即便是八十歲的人如果平時有做伸展運動的習慣，身體就一定能保持柔軟度**，反之也有人才二十歲就全身硬邦邦。

千萬不要因為覺得「身體僵硬是與生俱來的」、「年紀大了所以身體無法變柔軟」就立刻放棄，請務必挑戰看看下犬式伸展運動，絕對能幫你找回身體的柔軟度。

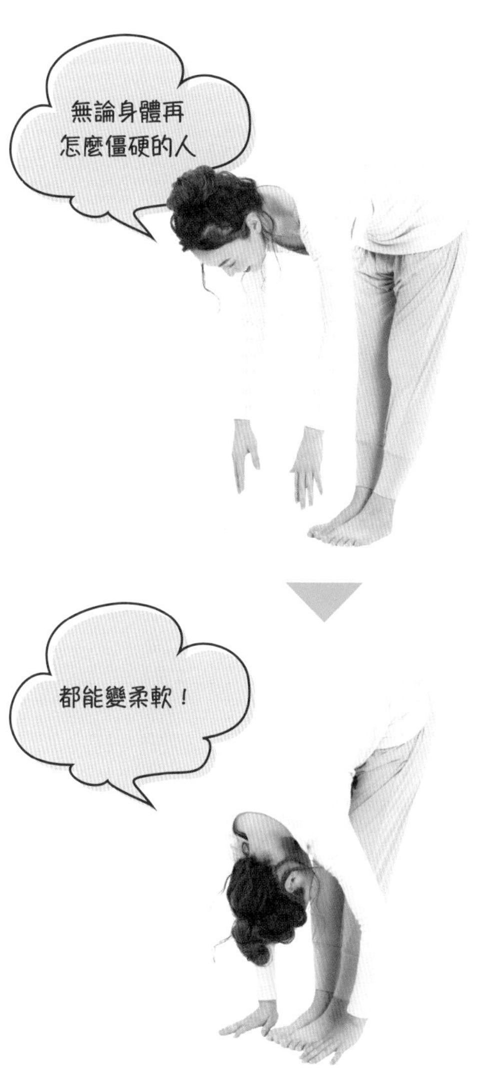

無論身體再
怎麼僵硬的人
都能變柔軟！

關於伸展運動的疑問
2

身體太僵硬血液循環會變差也很容易發胖

「身體太僵硬會很容易發胖」這句話是真的。

之前我們有提到過身體變得很僵硬的原因，主要是因為運動不足。如果沒有養成運動的習慣，肌肉會變僵硬，血液循環也會變差。血液循環若不好身體就會怕冷，腳趾和手指經常都是冷冰冰的，即使穿再多還是覺得冷。一旦變成這樣的情形，人類基於防禦本能會開始囤積脂肪來發揮保存熱量、維持體溫的功用，所以身體就很容易發胖。

有時體重並沒有多大的變化，但身材曲線卻再也找不回來了。舉例來說，長時間在辦公桌前維持同樣姿勢的人，很容易因為頸部或肩膀的僵硬感到煩惱不已。而造成僵硬的原因就是頸肩周圍的血液循環變差了，如果放任不管，連帶著臉部的血液循環也不好、導致浮腫，看起來就會覺得變胖了。

此外，若持續著不活動筋骨的生活，附著在關節周圍的肌肉、肌腱和韌帶的柔軟度也會逐漸消失，關節的可動範圍就會變窄。日常生活裡的動作變小，代謝不容易提升，就更難瘦下來了。

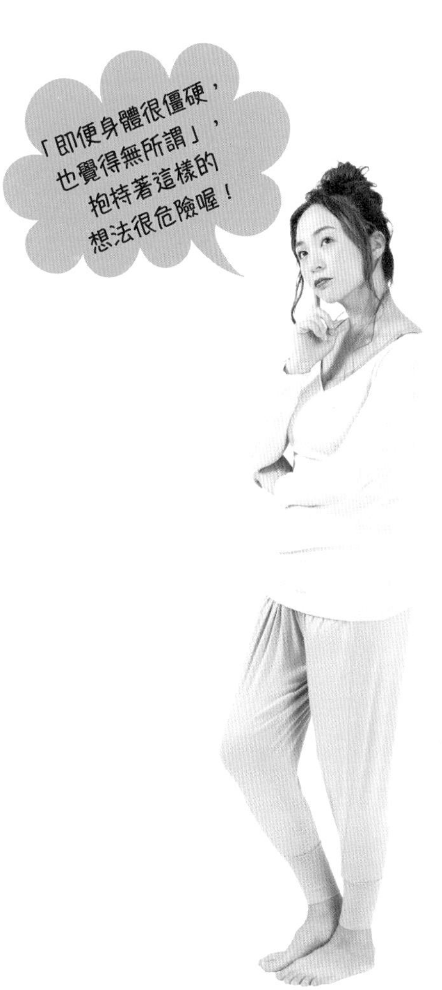
「即便身體很僵硬，
也覺得無所謂」，
抱持著這樣的
想法很危險喔！

關於伸展運動的疑問
3

真的很可怕！「身體太僵硬」導致的症狀

「即使身體僵硬對日常生活也不會有什麼影響」，可能有很多人都是這麼想的，但其實身體僵硬會帶來很多缺點。最具代表性的症狀有肩膀痠痛、腰痛、容易疲勞、失眠、倦怠、高血壓等等，而且一旦符合症狀就很難再跳脫出這個惡性循環。

我想要再次跟大家強調，**身體僵硬的主要原因就是運動不足。長時間維持同樣的姿勢會讓肌肉失去彈性，關節也會變得僵硬緊繃。**

而肌肉一旦僵硬就會壓迫到血管，導致血液不容易通過，此時若心臟努力試著要讓血液通過的話，就會造成高血壓。

血流如果變差，氧氣就無法運送到體內的每一個角落，乳酸等老舊廢物無法排出，就會堆積在肌肉中，這些囤積物就是產生疲勞感的原因。

此外，囤積在肌肉內的老舊廢物會刺激頸部和肩膀的末梢神經。末梢神經受到刺激會產生異常的神經衝動傳達至腦部，引起肩膀僵硬、腰痛等不舒服的症狀和疼痛。

在感受到疼痛後，人體會更緊張造成肌肉緊繃，如此一來就會陷入肌肉變僵硬、血流變差的惡性循環之中。

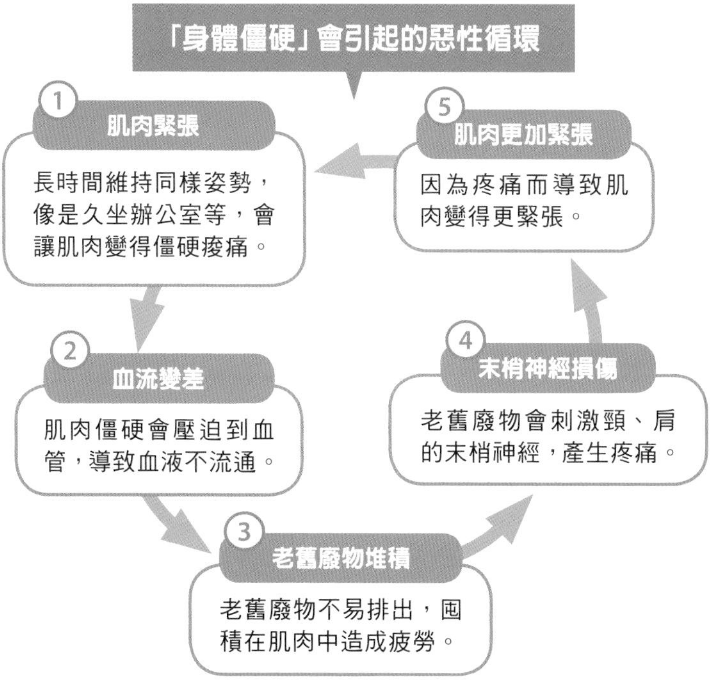

「身體僵硬」會引起的惡性循環

① 肌肉緊張
長時間維持同樣姿勢，像是久坐辦公室等，會讓肌肉變得僵硬痠痛。

② 血流變差
肌肉僵硬會壓迫到血管，導致血液不流通。

③ 老舊廢物堆積
老舊廢物不易排出，囤積在肌肉中造成疲勞。

④ 末梢神經損傷
老舊廢物會刺激頸、肩的末梢神經，產生疼痛。

⑤ 肌肉更加緊張
因為疼痛而導致肌肉變得更緊張。

關於伸展運動的疑問
4

伸展時感到疼痛是正確的嗎？

做伸展運動的時候，肌肉如果有感受到疼痛，會讓人覺得好像「真的有伸展到」。一邊感受著暢快的痛感、一邊伸展肌肉是絕對沒問題的，如果以反作用力「雖然痛但還想伸展更多」接連用力拉伸肌肉的話，反而可能導致肌肉僵硬、同時產生劇烈的疼痛。

肌肉有所謂的「牽張反射」功能，也就是當肌肉突然受到強力牽拉時，會立即收縮的反應。這是由於在肌肉伸縮時發揮作用的運動感覺器官「肌梭」，意識到「再伸展下去就會斷掉」，所以並沒有透過人類的意志就讓肌肉變得僵硬。

此外，如果感覺到疼痛，可能會無意識的停止呼吸，一旦呼吸停止，氧氣無法運送到肌肉，肌肉也會變得硬邦邦。

我希望大家伸展肌肉時可以在腦海中，想像將一個塑膠袋慢慢拉長的感覺，如果完全放任力氣去拉扯，最後一定會撕裂。先感受一下還沒伸展開來的部位，再拉長、或是稍微左右搖晃一下再拉長試試看。在深呼吸的同時也能感受到某處的肌肉正在延展，請用心體會這「暢快的痛感」，慢慢地伸展全身肌肉吧！

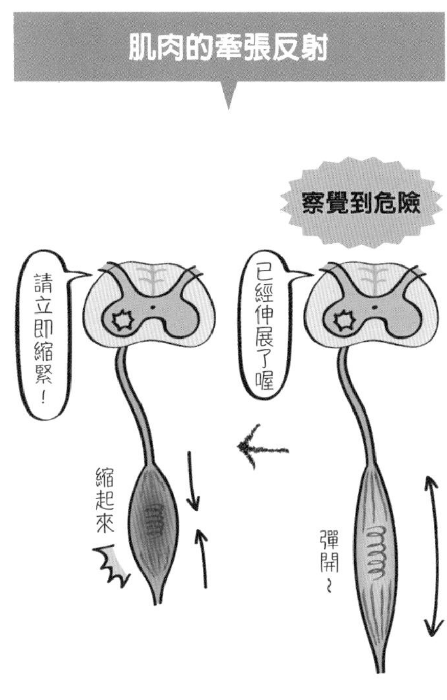
肌肉的牽張反射
察覺到危險
已經伸展了喔
請立即縮緊！
彈開～
縮起來

如果任意以反作用力將肌肉拉長，反射性的收縮反而會導致肌肉更難伸展。

關於伸展運動的疑問 5

早上和晚上的伸展效果不一樣？

「伸展運動和瑜伽應該在晚上睡前做」，通常大家好像都會這樣認定，不過早上做也有好處的喔！

為什麼一般會說「伸展運動比較適合晚上」呢？是因為剛洗完澡身體還是溫熱的狀態，肌肉會變鬆弛，這個時候比較放鬆、也不太容易感覺到痠痛，所以剛開始做下犬式伸展運動的人或是身體較為僵硬的人，都很適合在晚上洗完澡後做伸展。此外，如果在晚上睡前做伸展運動，可以讓副交感神經活絡，達到放鬆和舒眠的效果。

持續做下犬式伸展運動一段時間，身體變得比較柔軟後，也很建議在早上來練習。透過頭朝下的姿勢可以促進頭部和臉部的血液循環，讓一早迷迷糊糊的腦部瞬間清醒，同時達到消除浮腫的效果。腸子等內臟開始努力運作後，還可以連帶促進排便功能。交感神經變得活絡，也就等同打開了身體幹勁與活力的開關。

不過，千萬不要拘泥於「一定要在這個時間內做」的想法。**只要感覺到身體好沉重、倦怠，「想要伸展一下身體」的時候，就是做運動的最佳時機。**請與自己的身體和時間表好好商量之後，依照自己的進度來持續下去才是最重要的。

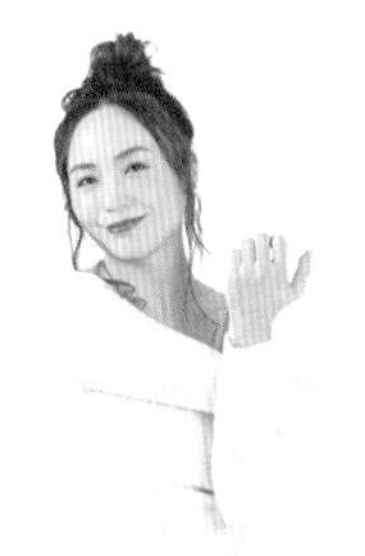

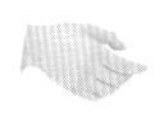

早上做
伸展運動的效果

- 提高集中力和運動效能
- 讓一整天都充滿活力
- 消除浮腫

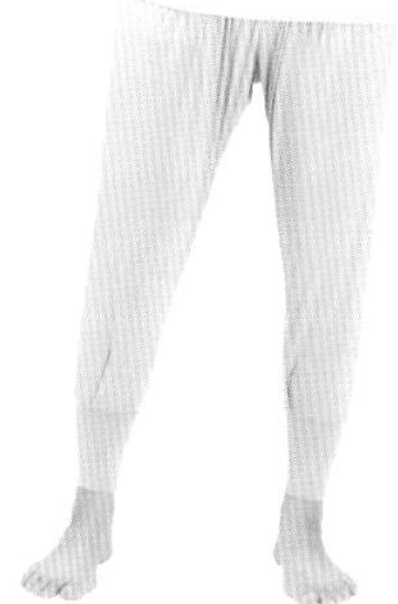

晚上做
伸展運動的效果

- 增加柔軟度
- 幫助深層睡眠
- 達到放鬆效果

關於伸展運動的疑問 6

身體柔軟度太好的人比較容易受傷

在前幾個章節中我曾提到身體僵硬會帶來很多缺點，但這並不表示越柔軟就越好。

我們普遍都認為「身體柔軟的人＝不容易受傷」，身體夠柔軟，關節的可動範圍也很大，所以有很多人會因為搞不清楚自己的極限在哪裡，一不小心就超越了極限，過度伸張關節而導致受傷。另一方面身體僵硬的人可能會有肌肉痠痛等肌肉的組織損傷，若不是以反作用力任意拉伸肌肉，就不會感覺到關節和肌肉的疼痛。

最理想的狀態是柔軟度適中的身體。為了達到「適中」的柔軟度，下犬式伸展就是最適合的運動。柔軟度太好的人腰椎容易前彎，會只伸展到身體的前側肌肉，必須不斷提醒自己要用腹肌和手臂前側的肌肉將腰部和肩膀舉起，才能慢慢養成不可或缺的肌肉。

「身體的柔軟度代表著內心的柔軟度」，時常有人這麼說。身體太僵硬容易感到煩躁不安，柔軟度太好容易被別人的意見所左右，也可能出現這樣的情形。請大家朝著心靈和身體都柔軟度適中的目標前進吧！

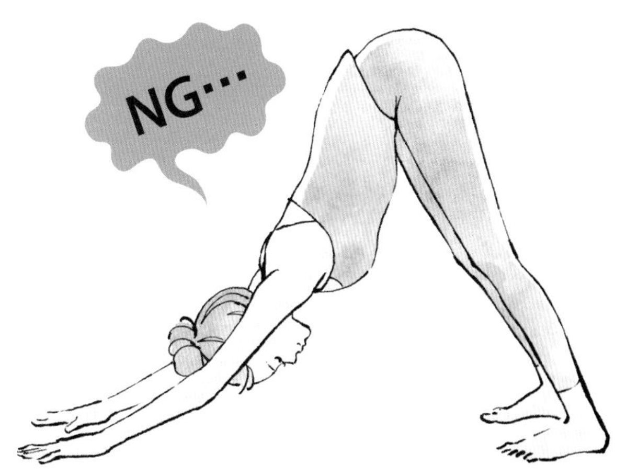

柔軟度太好的人做下犬式伸展運動時，往往會變成反腰。為了要有足夠力量來支撐背部，在腹部周圍要有適度的肌肉。

column

運動過度，身體會變得僵硬是真的嗎？

在前幾篇文章中我們有提到，如果運動長期不足時，身體會變僵硬，這是不爭的事實。然而運動過度，也會有讓身體變僵硬的風險存在。

舉例來說，做伏地挺身的時候，手臂的肌肉一定會變硬。當我們屈伸手臂時，手臂的前側和後側、肩膀和胸部等肌肉就會緊縮變硬來維持姿勢，同時腹肌和背肌也會因為施力而變硬。

人體會藉由肌肉緊縮變硬來產生力量，而這些變硬的肌肉如果放任不管，又再持續運動的話，就會變得越來越硬。所以運動後一定要透過適度伸展來放鬆肌肉，避免身體變得更僵硬。

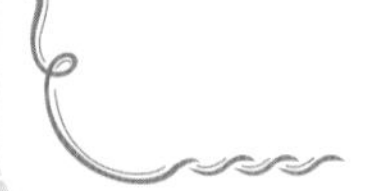
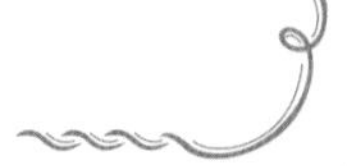

Part 3

立即做做看！
下犬式伸展運動

從基本的下犬式伸展運動，

到僵硬部位的類型別課程、以及特別篇介紹。

每天一分鐘，

養成習慣就能為身體增加柔軟度。

基本

首先嘗試做看看 下犬式伸展運動

首先請以理想的下犬式伸展運動為範本，試著做出相同的姿勢來吧！

OK!

基本的下犬式伸展，
請以這樣的狀態維持 1 分鐘。

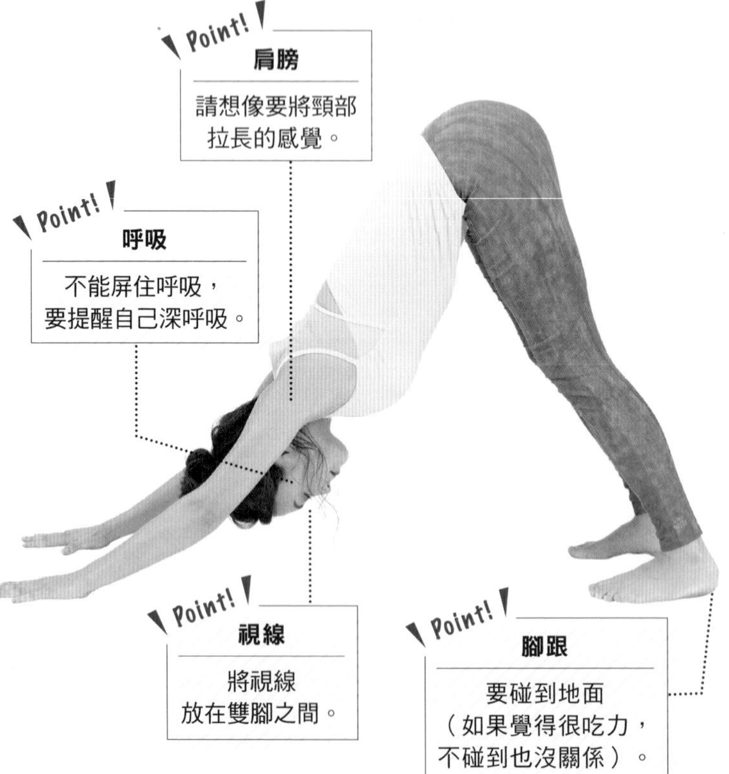

Point!
肩膀
請想像要將頸部拉長的感覺。
Point!
呼吸
不能屏住呼吸，要提醒自己深呼吸。
Point!
視線
將視線放在雙腳之間。
Point!
腳跟
要碰到地面（如果覺得很吃力，不碰到也沒關係）。

請想像在大腿根部夾著一根棍子手腳向下垂掛著，如同空中盪鞦韆的感覺。腳跟不用刻意碰到地面也 OK。將注意力集中在一邊深呼吸一邊延展腰部和上半身的肌肉。

完成姿勢覺得很困難的人，改做

簡易版姿勢

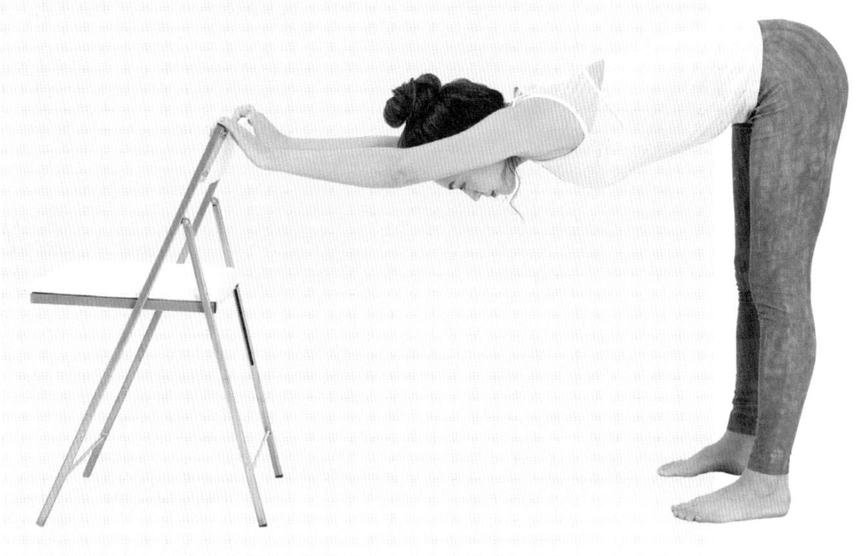

對於完成姿勢感到很困難的人，建議可以利用椅子來輔助。這個姿勢即便是在辦公室也能輕鬆實踐，而且和正規的下犬式伸展運動幾乎具有同樣的效果。

基本

下犬式伸展運動

1 手腳著地呈跪姿

雙手平貼地面，呈膝蓋著地的跪姿。

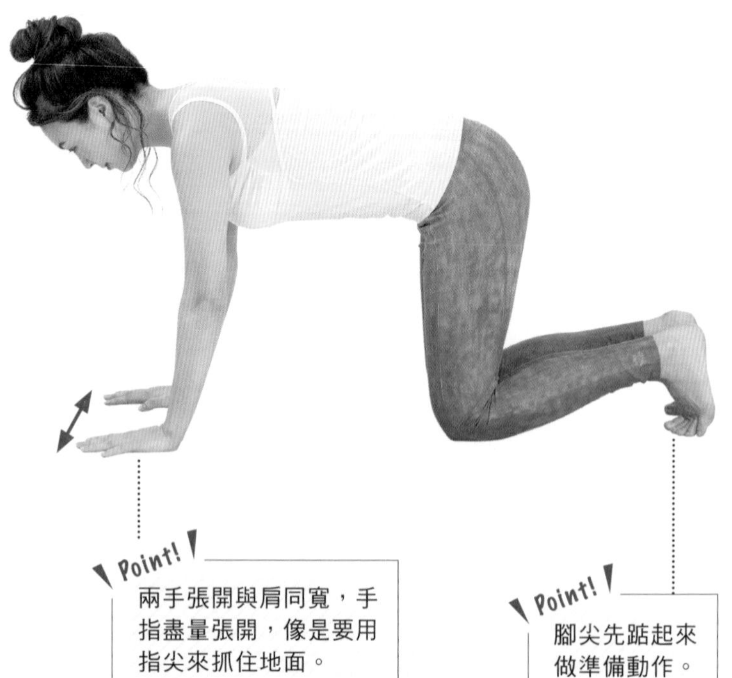

Point!

兩手張開與肩同寬，手指盡量張開，像是要用指尖來抓住地面。

Point!

腳尖先踮起來做準備動作。

2 彎曲膝蓋、伸直背部

將膝蓋彎曲，背部
放鬆地伸展開來。

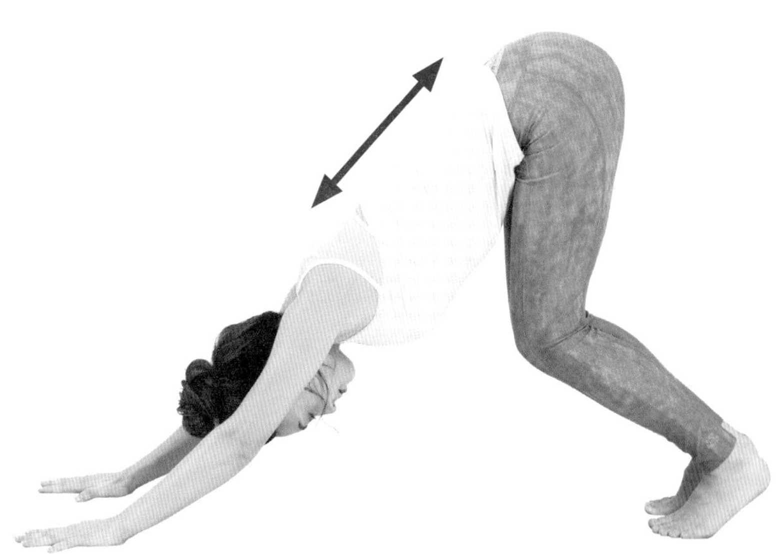

3 臀部高高提起

踮起腳尖，伸展從腋下到臀部、腹部和大腿內側的肌肉，以腰部為頂點向上提起。腹部要盡量貼近大腿。

Point!

腹部和大腿要盡量靠近一點。

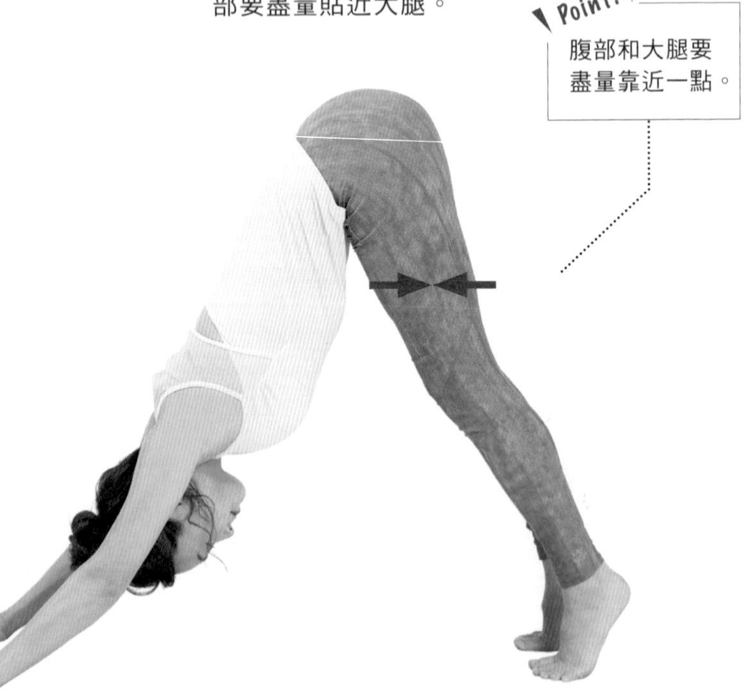

4 慢慢地讓腳跟碰觸到地面

一邊吐氣然後慢慢將腳跟放在地面上。此時請想像將體重放在後腳跟，伸展腳底的肌肉。

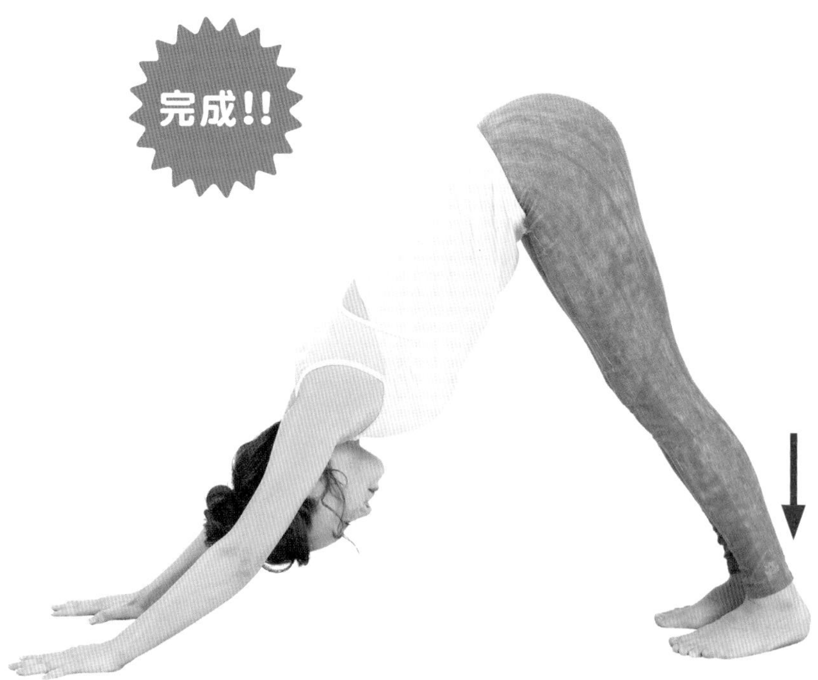

應用

優先釋放僵硬的部位

讓僵硬的身體瞬間放鬆！

接下來要依照序篇中的「柔軟度測試」（第18～21頁）將身體的僵硬部位分成四種類型，各自介紹不同的練習方式。

每一種練習方式，都會介紹能幫助該僵硬部位放鬆的準備運動、基本姿勢和伸展運動。可以針對特別僵硬的部位進行重點式放鬆，所以效果也會比一般版的下犬式伸展運動來得更好喔！

實際做運動時首先要注意的就是，絕對不能屏住呼吸。請一邊深呼吸一邊慢慢地將肌肉伸展開來。此外，不可施以反作用力也很重要。倘若一鼓作氣想要拉伸肌肉的話，很容易超越極限而傷害到肌肉和肌腱。感受到肌肉正在伸展的同時，要以最放鬆的狀態、不勉強拉伸肌肉才是正確的方式。

從基本的下犬式伸展運動姿勢判斷自己屬於哪一種類型

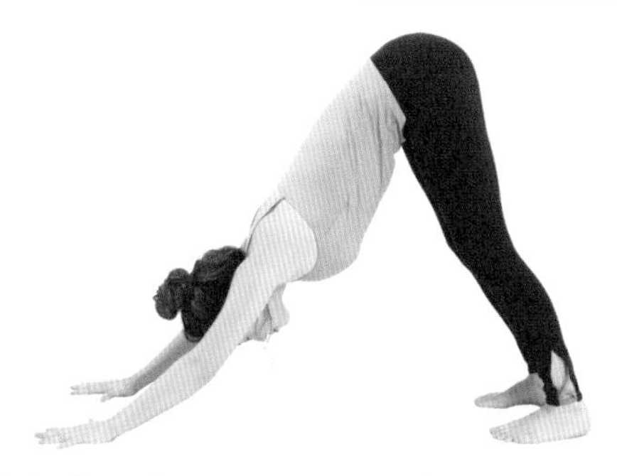

A TYPE
●頸、肩、肩胛骨附近不容易伸展

肩膀僵硬

p.78

B TYPE
●從背部到腰部不容易伸展

腰部僵硬

p.84

C TYPE
●股關節和臀部附近不容易伸展

股關節臀部很僵硬

p.90

D TYPE
●大腿內側、膝蓋內側不容易伸展

腳底很僵硬

p.94

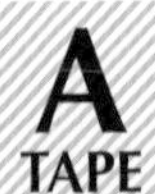

肩膀僵硬者適用的練習

頸部僵硬、肩膀附近無法伸展的人，就是屬於A類型。請鎖定肩膀附近的肌肉放鬆吧！

放鬆肩膀的伸展運動

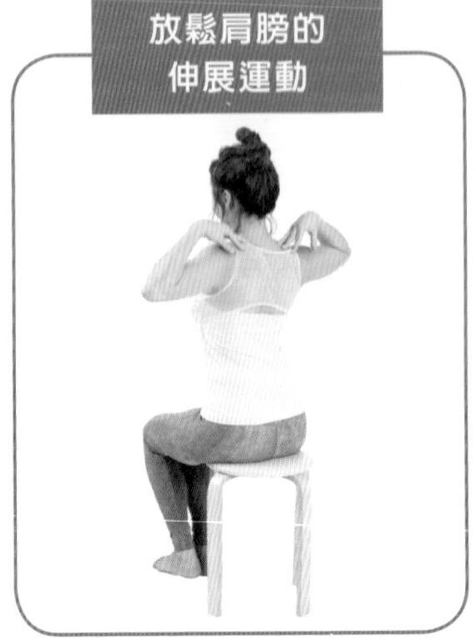

肩膀僵硬者適用的準備運動

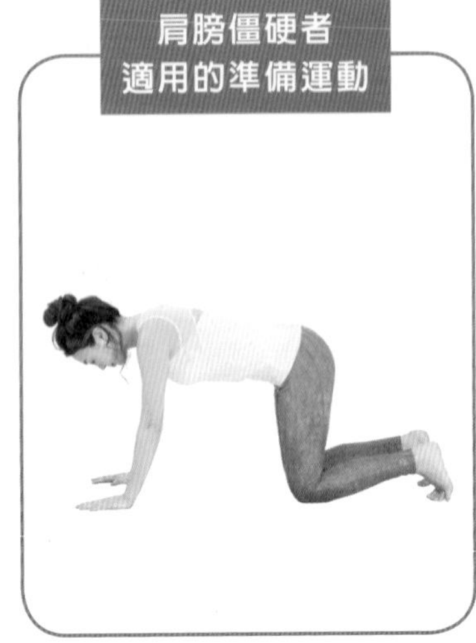

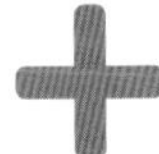

基本姿勢

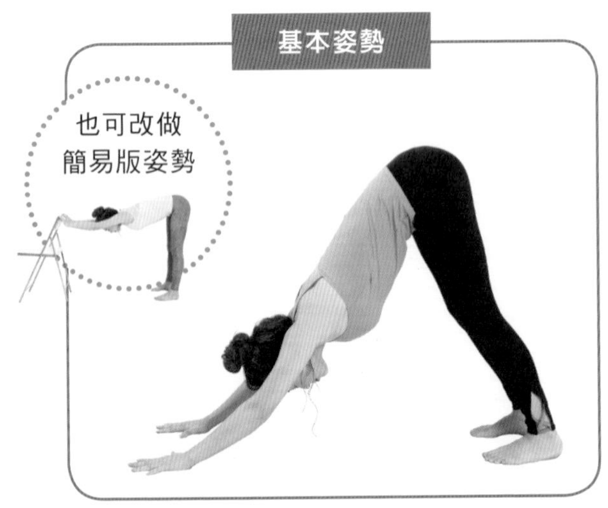

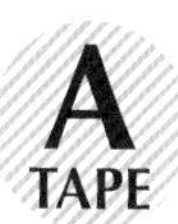

肩膀僵硬者適用的準備運動

肩膀附近很僵硬的人，非常適合這個簡單的姿勢。
首先就從這裡開始吧！

1 手腳著地呈跪姿

將兩手放在肩膀的正下方，雙膝則跪於腰部的正下方，呈手腳著地的姿勢。

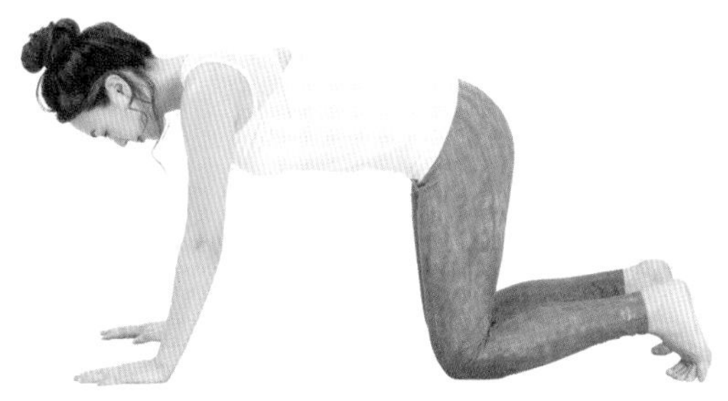

2 伸展上半身

將手心慢慢往前移動。等到腋下肌肉也完全伸展時，把額頭貼向地面維持 30 秒左右，同時深呼吸。

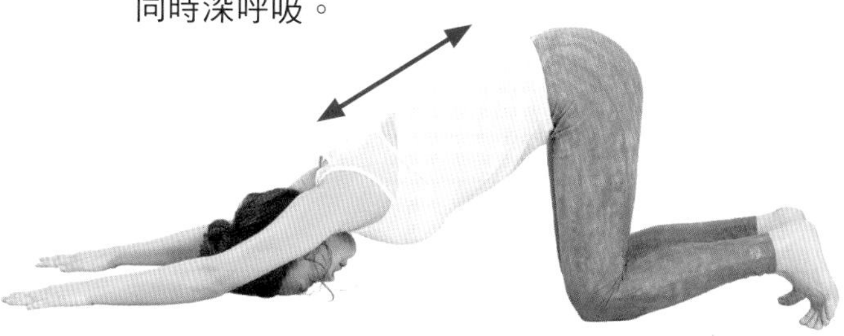

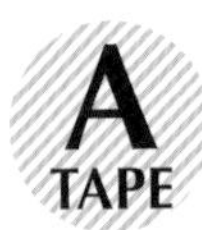

放鬆肩膀的伸展運動

稍微提升了一點難度的伸展運動，不妨挑戰看看，
可以讓肩膀周圍更放鬆喔！

1 將指尖放在肩膀上

把右手放在右肩上、左手放在左肩上。
在吐氣的同時，肩胛骨和鎖骨往下，慢慢地做 5 次深呼吸。

Check!

肩膀僵硬的人通常呼吸也較淺，請記得一定要深呼吸。

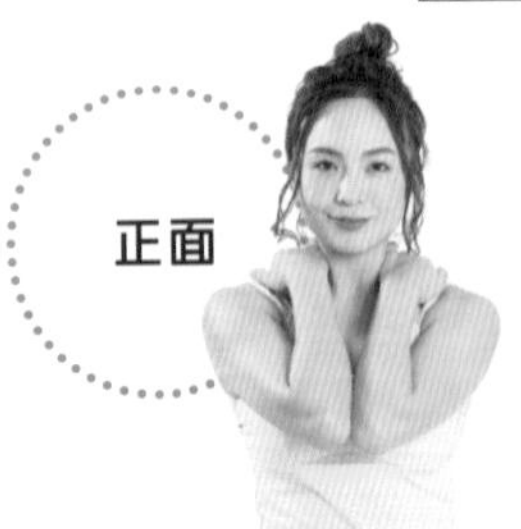

從雙肘靠在一起的姿勢開始。

2 一邊吸氣的同時要將雙肘往上提起

指尖依舊放在肩膀上，吸氣的同時將雙肘往上提起到耳際附近。

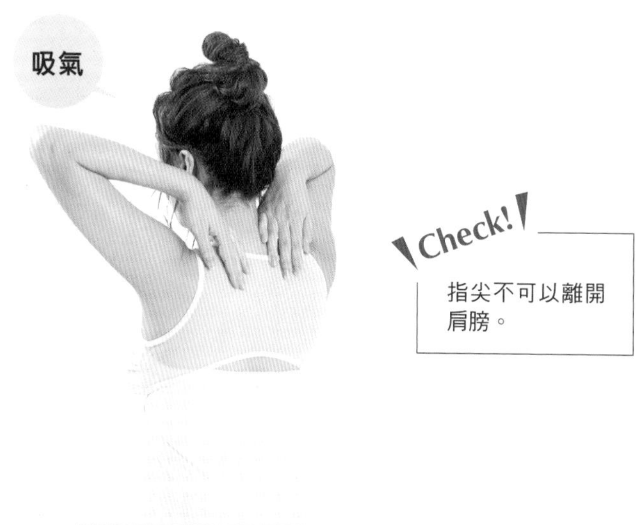

Check!

指尖不可以離開肩膀。

3 吐氣的同時，將雙肘大大打開

一邊吐氣，同時將雙肘下移到肩膀高度的位置。雖然做一次就已經足夠了，如果胸口打開感覺很舒暢的話，做個 3 次左右效果會更好。

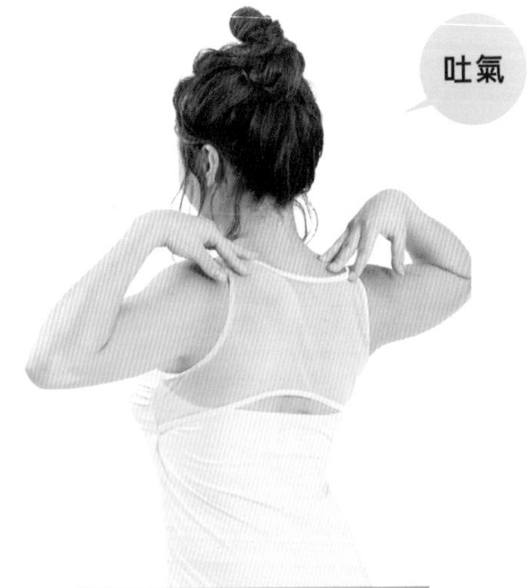

Check!

如同將肩胛骨往背部中央靠攏的感覺。

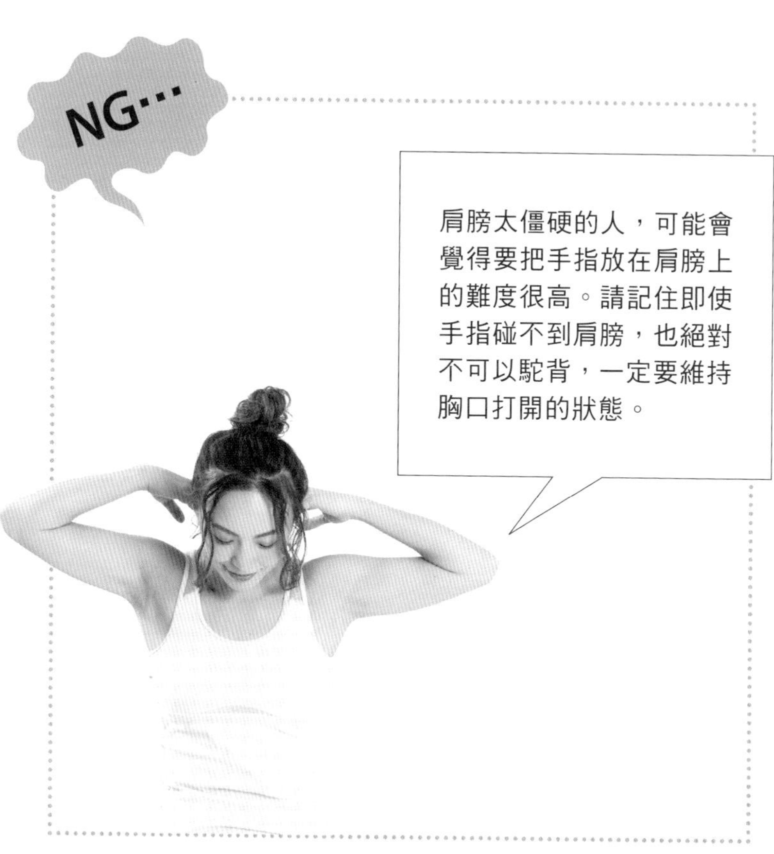
NG…
肩膀太僵硬的人，可能會覺得要把手指放在肩膀上的難度很高。請記住即使手指碰不到肩膀，也絕對不可以駝背，一定要維持胸口打開的狀態。

B
TAPE

腰部僵硬者適用的練習

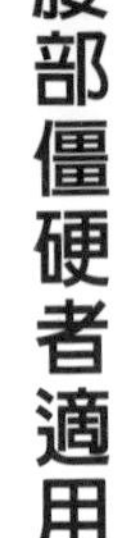

腰部無法伸直呈圓弧狀、腳跟無法貼地的人，就是屬於B類型，需要讓背部到腰部的肌肉放鬆。

腰部僵硬者適用的準備運動

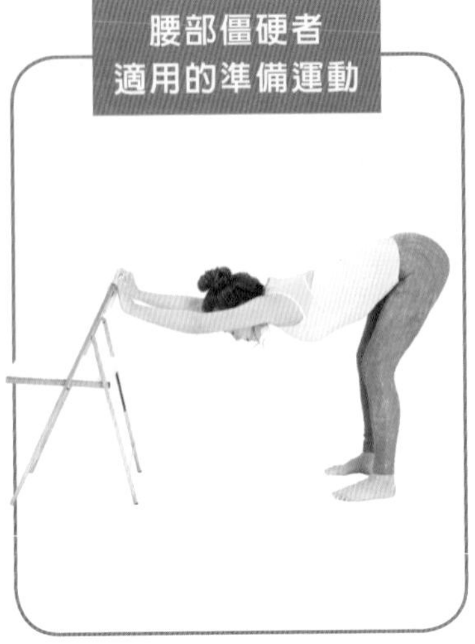

放鬆腰部的伸展運動

＋

基本姿勢

也可改做簡易版姿勢

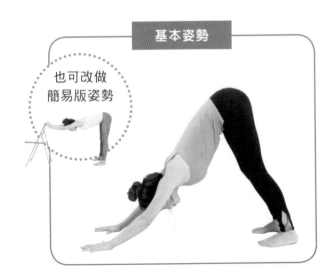

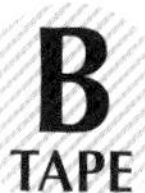

腰部僵硬者適用的準備運動

這個動作適合從背部到腰部肌肉都很僵硬的人，
步驟超簡單，可以輕鬆嘗試看看。

1 把雙手放在椅背上

將雙腳打開與肩同寬，
手扶著椅背或牆壁。

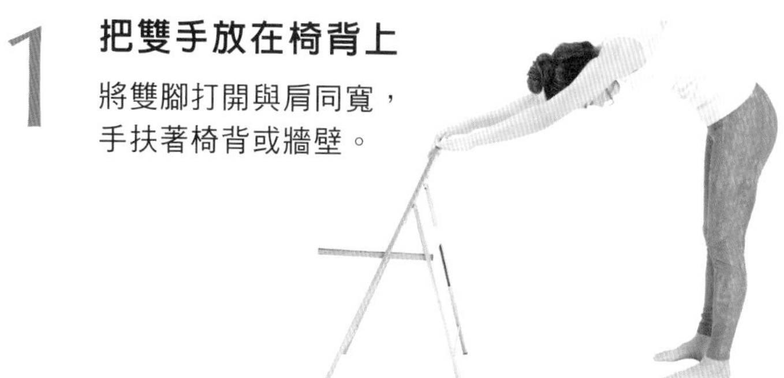

2 兩膝微曲，將腰部後彎

微微彎曲膝蓋，將腰部後彎，維持這個姿勢約 30 秒左右。從椅子到雙腳的距離，請視可以讓腰部舒服伸展的位置來做調整。

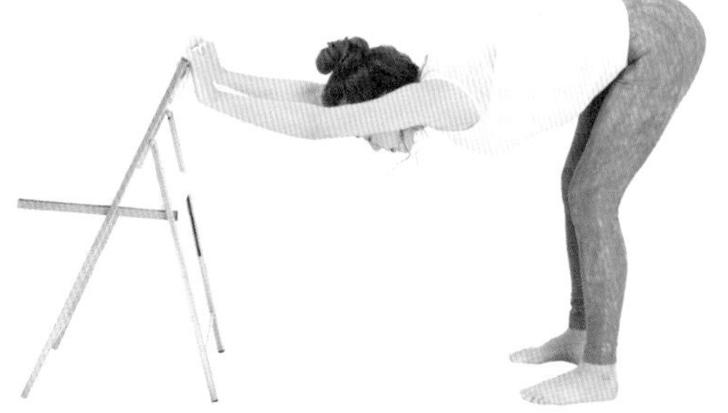

放鬆腰部的伸展運動

可以讓腰部周圍更放鬆的伸展運動。請留意正確的姿勢，
更有效率地伸展肌肉吧！

1 手腳著地呈跪姿

讓手腕在肩膀正下方、膝蓋在大腿
正下方彎曲，手腳著地呈跪姿。

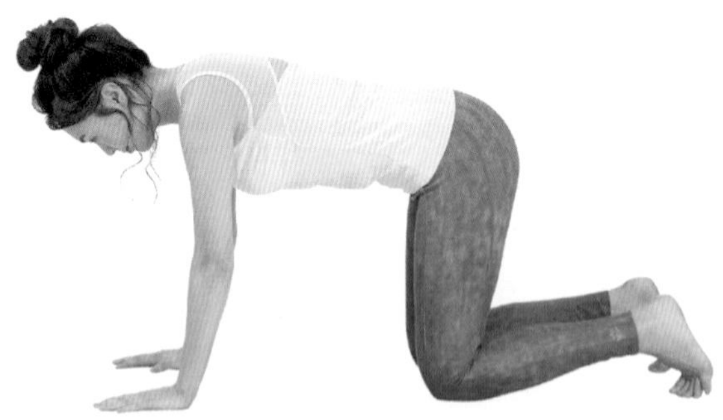

2 吸氣的同時要伸展腹部和胸部

一邊吸氣一邊將視線往上移，伸展腹部和胸部，尾椎骨要往天花板方向延伸。請注意下巴也要抬高，就能伸展到下顎的肌肉。

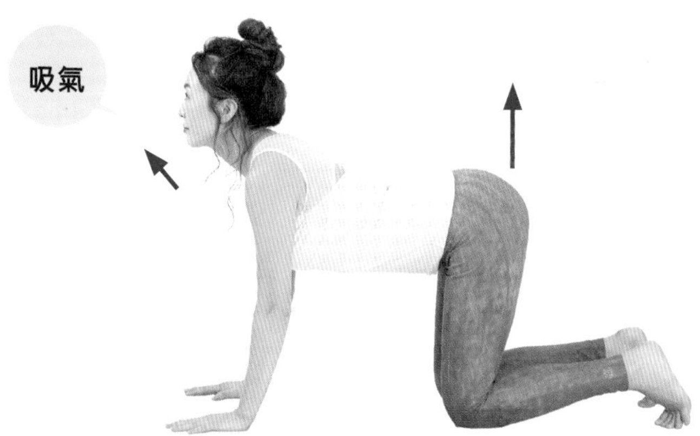

3 吐氣的同時
將視線看往尾椎骨方向

吐氣的同時彎曲身體，將視線看往尾椎骨方向。請注意頸部、背部和腰部都要伸展開來。然後慢慢重複整個動作，一共要做 15 次。

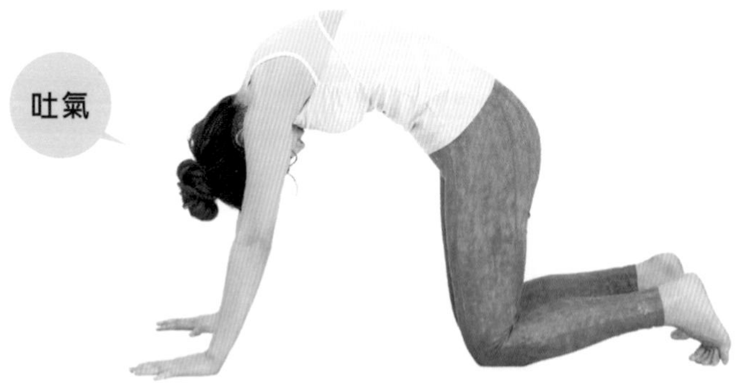

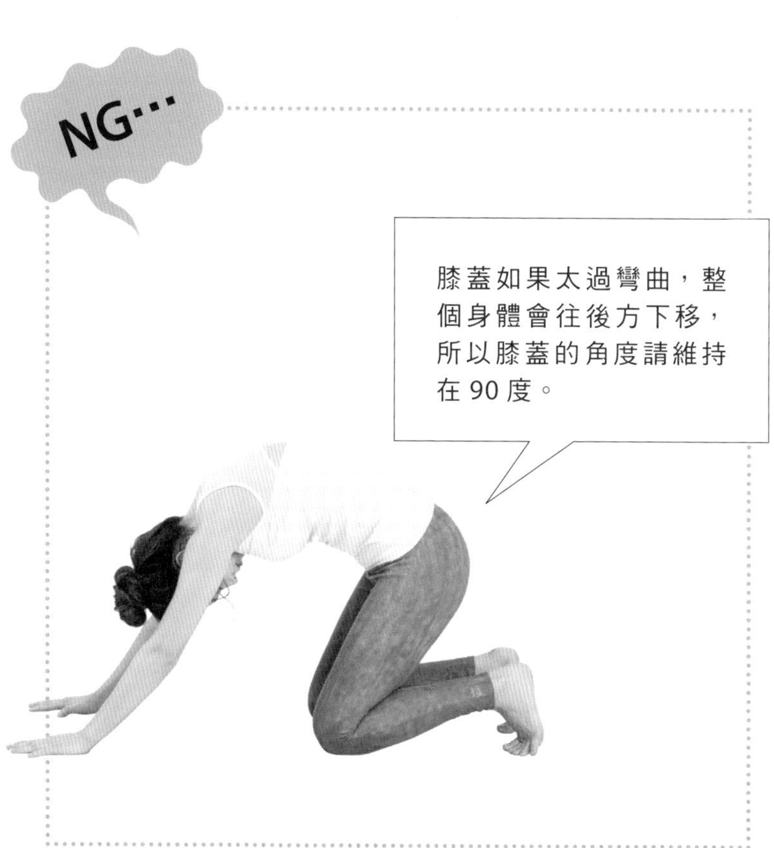
NG…
膝蓋如果太過彎曲，整個身體會往後方下移，所以膝蓋的角度請維持在 90 度。

C TAPE

股關節、臀部僵硬者適用的練習

C類型指的是股關節和臀部柔軟度不夠的人。一起來學會放鬆周邊肌肉的姿勢和伸展運動吧！

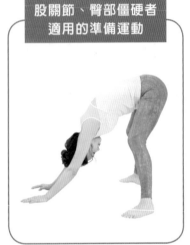

放鬆股關節、臀部的伸展運動

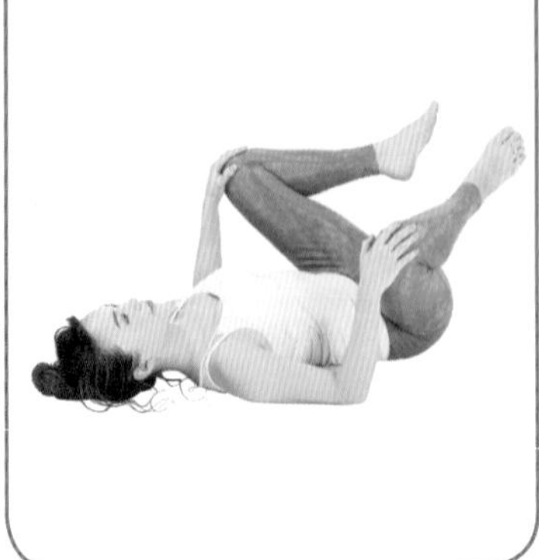

股關節、臀部僵硬者適用的準備運動

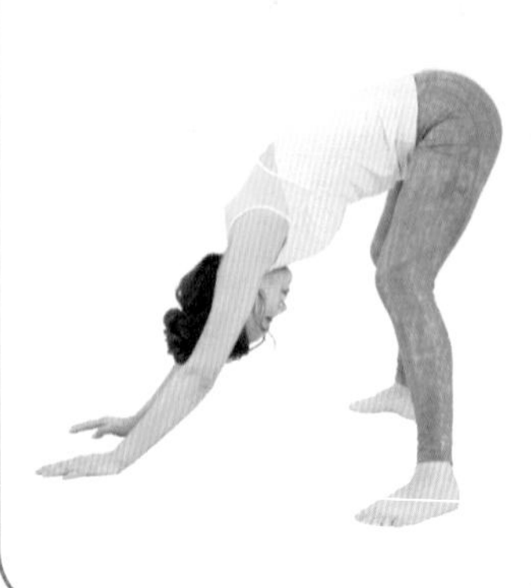

＋

基本姿勢

也可改做簡易版姿勢

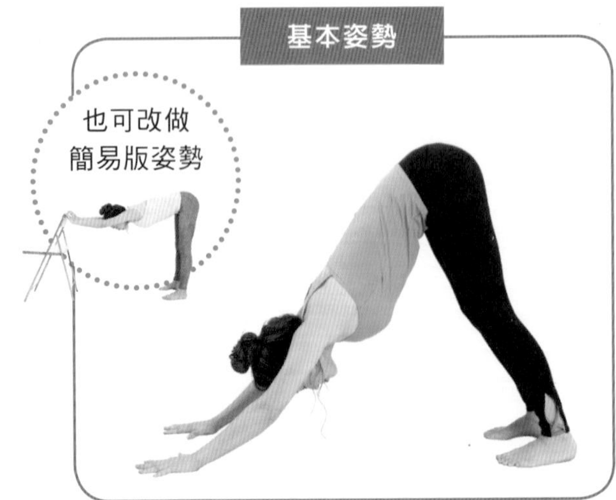

C TAPE

股關節、臀部僵硬者適用的準備運動

將重點放在股關節和臀部肌肉的姿勢。
周圍肌肉的僵硬緊繃能徹底放鬆。

1 雙腳打開一點、手腳著地呈跪姿

雙手的位置要比肩寬稍微窄一點，膝蓋的位置要比腰寬再寬一些。

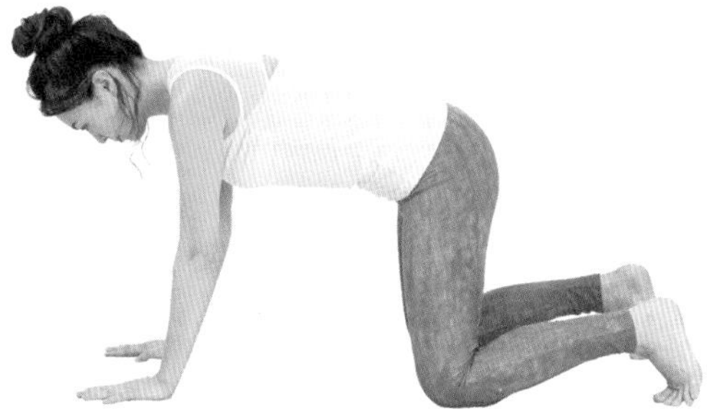

2 將臀部抬起

雙腳的寬度以股關節和臀部周邊肌肉可以舒服伸展為主，請自行調整。

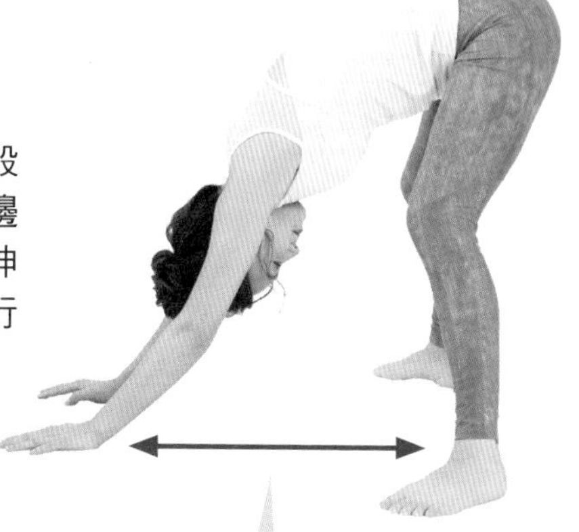

C TAPE 放鬆股關節、臀部的伸展運動

股關節的柔軟度會大幅提升。做這個伸展運動時如果會感覺到疼痛，就不需要做太多次。

1 呈仰躺姿勢，雙膝在胸前靠攏

將身體呈仰躺姿勢，雙膝往胸部方向靠攏，這個時候請注意臀部不要離地面太遠。

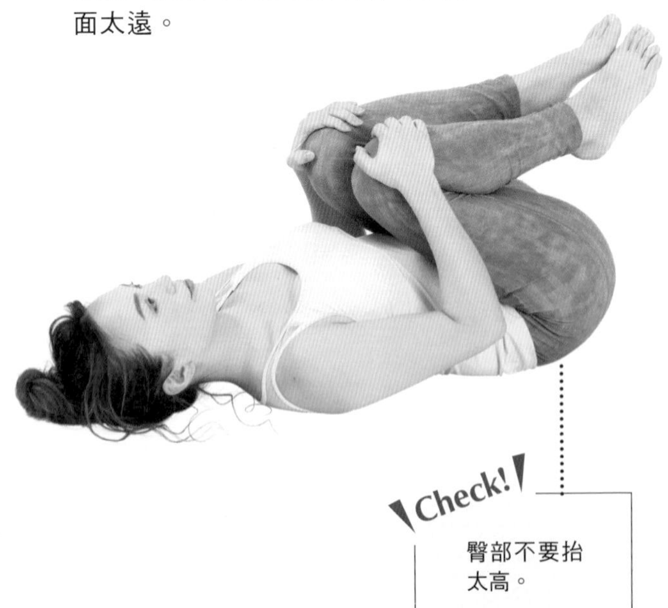

Check!

臀部不要抬太高。

2 雙手抓住膝蓋，往外側方向轉 8 圈

以右手抓住右側膝蓋、左手抓住左側膝蓋，由內側往外側慢慢轉 8 圈。

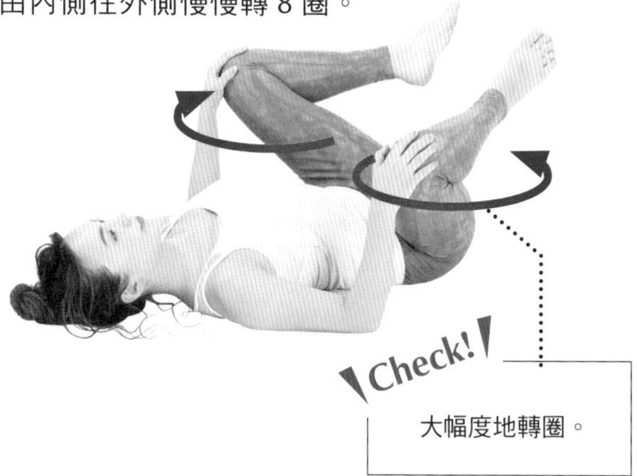

3 相反方向也同樣轉 8 圈

從外側往內側同樣也要慢慢轉 8 圈。接下來針對轉的不太順的方向再重複 8 圈。讓內側與外側取得平衡。

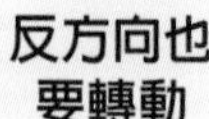

D TAPE

腳底僵硬者適用的練習

整體而言，腿部後側肌肉比較僵硬緊繃的人都是屬於D類型，因此學會放鬆整個腳底的練習是絕對必要的。

放鬆腳底的伸展運動

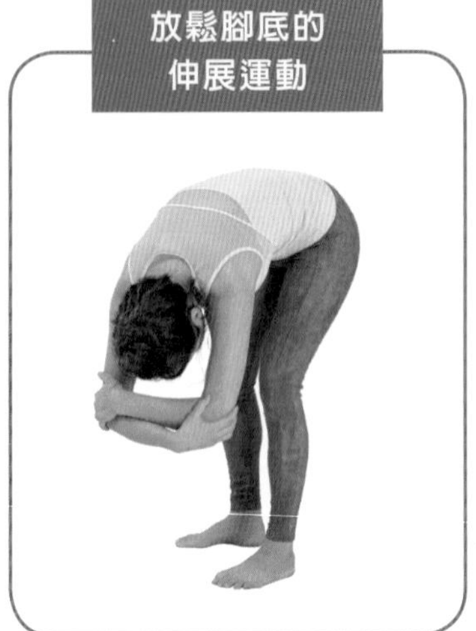

腳底僵硬者適用的準備運動

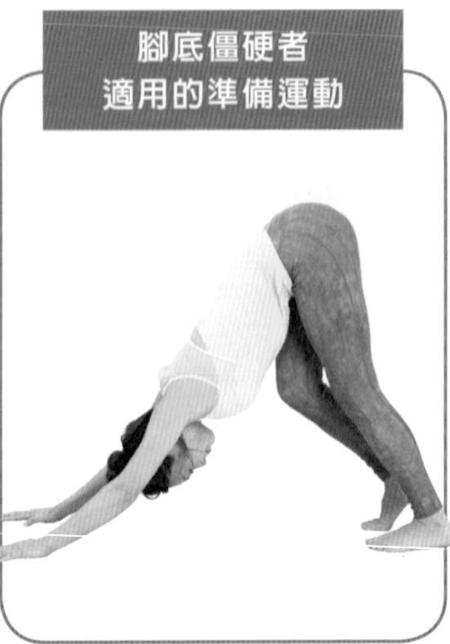

＋

基本姿勢

也可改做簡易版姿勢

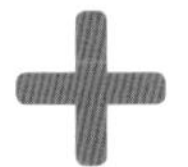

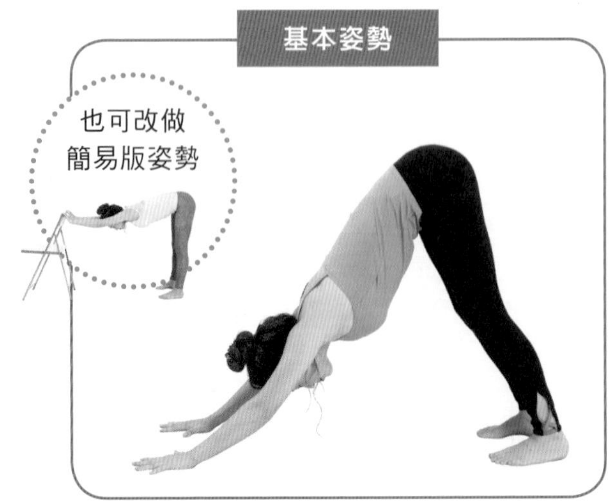

D TAPE 腳底僵硬者適用的準備運動

不是靜止的而是慢慢的移動，
一起來伸展從大腿到腳跟的肌肉吧！

深深地彎曲、雙膝踏步

腳尖維持貼地，一邊深呼吸同時分別將單腳腳跟上下移動。雙膝要深深地彎曲，想像有如踏步般左右交替重複約 30 秒。腳掌往下時，腳跟的方向輪流往外側、內側互換效果更佳。

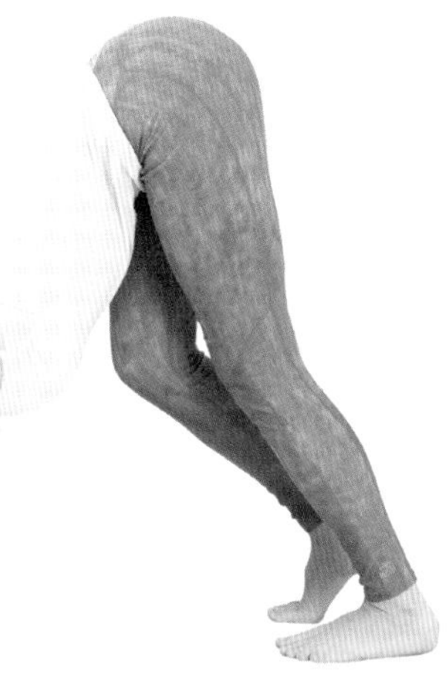

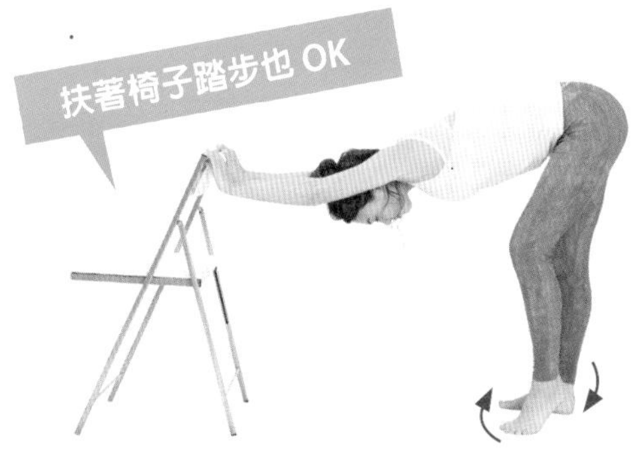

覺得雙手貼地難度太高的人，可以扶著椅子或牆壁來踏步也 OK。這個時候，腳跟的位置就可以任意決定進行左右踏步，更容易伸展到腳底的肌肉。

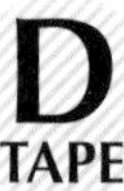

放鬆腳底的伸展運動

可以有效拉伸腳底全部肌肉的伸展運動。如果過度伸展會導致膝蓋內側疼痛，請絕對不要勉強。

1 雙手抱住手肘，一邊吐氣一邊前彎

把雙腳打開與肩同寬，雙手抱住手肘。在吐氣的同時慢慢將上半身前彎。膝蓋微彎，輕鬆地伸展大腿內側、臀部和腰部周圍。輕收下巴，伸展頸部後方的肌肉，慢慢地反覆呼吸約 10 次左右，讓下巴和嘴部的肌肉也能放鬆。

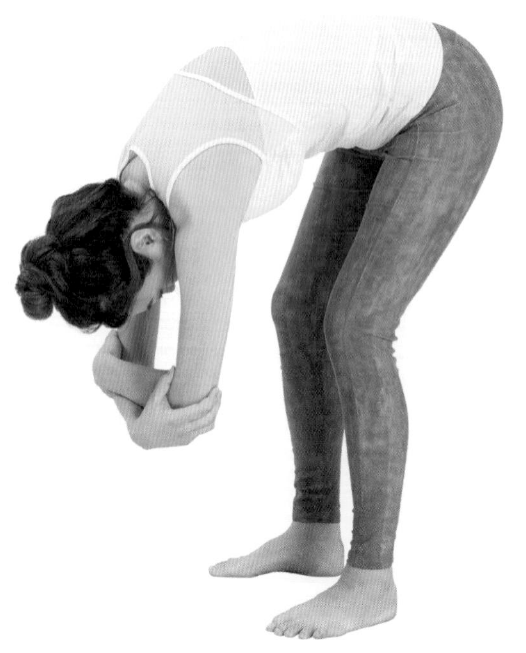

2 將上半身慢慢往右邊移動

不要屏住呼吸，將上半身慢慢往右側方向轉動。

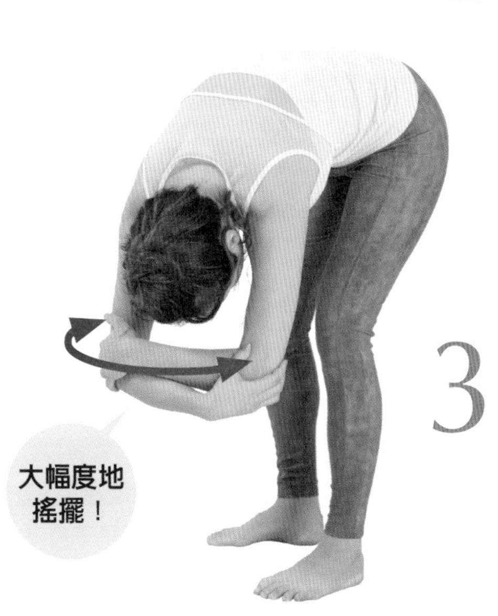

3 再慢慢往左邊移動

將上半身轉回正面，再慢慢地往左側方向轉動。以 30 秒左右的時間，往兩側大幅度搖擺。

特別篇

這裡也伸展的話更棒！

伸展身體前側肌肉的姿勢

在這裡要為大家介紹可以伸展身體前側肌肉的姿勢。再搭配以延伸身體內側為重點的下犬式伸展運動，能讓全身的柔軟度更上一層！

方法1

利用椅子

利用椅背將胸口打開

將上半身靠在椅背上放鬆力氣，伸展胸口的肌肉。輕收下巴，注意不要壓迫到頸部內側的肌肉。

方法2

利用地板

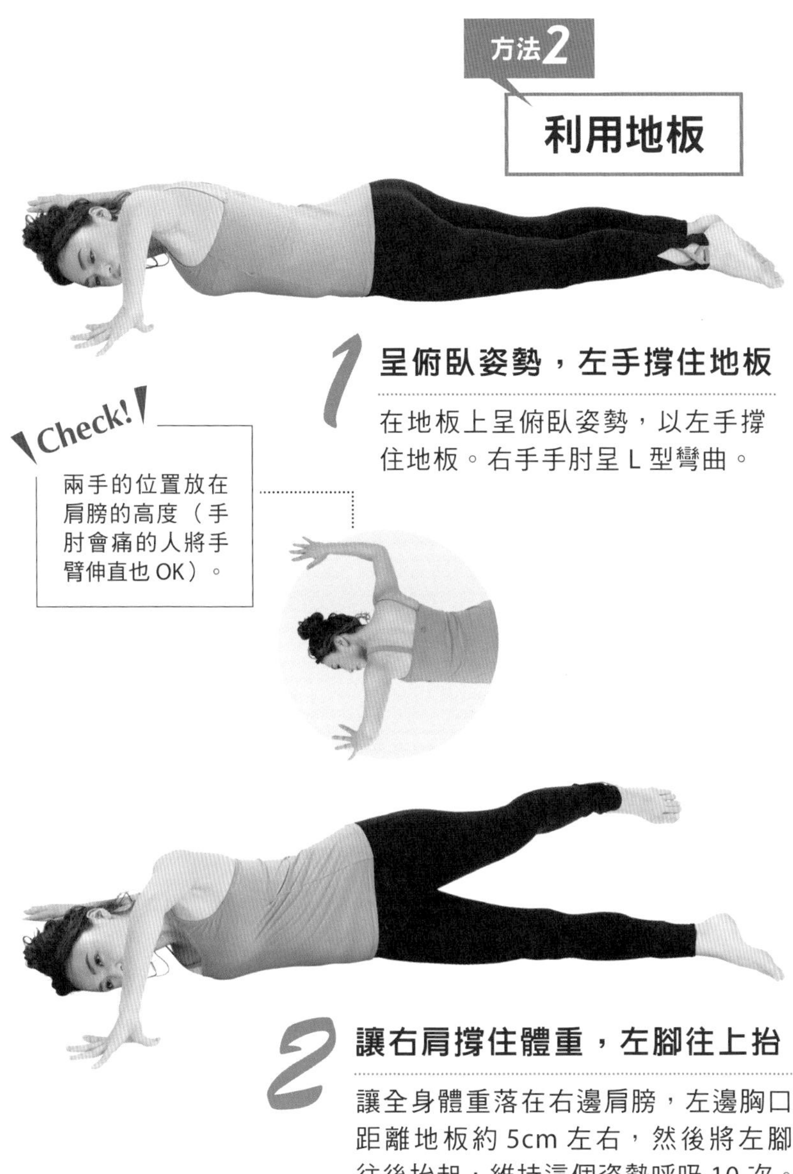

1 呈俯臥姿勢，左手撐住地板

在地板上呈俯臥姿勢，以左手撐住地板。右手手肘呈 L 型彎曲。

Check!

兩手的位置放在肩膀的高度（手肘會痛的人將手臂伸直也 OK）。

2 讓右肩撐住體重，左腳往上抬

讓全身體重落在右邊肩膀，左邊胸口距離地板約 5cm 左右，然後將左腳往後抬起，維持這個姿勢呼吸 10 次。

增加身體柔軟度的超棒呼吸法①

從鼻子吸氣再從鼻子吐氣

除了做下犬式伸展運動之外，無論是瑜伽的姿勢或是其他伸展運動，也都必須意識到「從鼻子吸氣再從鼻子吐氣」。「從鼻子吸氣」是大家都知道的，但是吐氣時應該要「從嘴巴吐氣」還是「從鼻子吐氣」，大家是不是都曾有過疑惑呢？

說到為什麼要從鼻子吸氣比較好，主要是因為吸入的空氣會經過加溫，濕度也會跟著提升。舉例來說，攝氏6度的空氣通過鼻腔到達喉嚨深處時已經變成30度，到達肺部時則會超過37度以上。**體內有溫暖的空氣進入，自然而然體溫就會上升，血液循環也會變好，如此一來做運動的時候，肌肉也比較容易放鬆**。同樣的和從嘴巴吐氣相比，如果從鼻子吐氣，在體內經過加濕的空氣會通過鼻腔、副鼻腔排出，鼻腔中的空氣也會經過加濕。

另一方面，從嘴巴吐氣這個動作，會讓口腔內容易乾燥，也由於這個緣故，可能會引起口臭、或促使口中酸性化影響牙齒和牙齦的健康。還可能因為嘴角鬆弛，造成臉部肌肉走樣或臉頰下垂等問題。

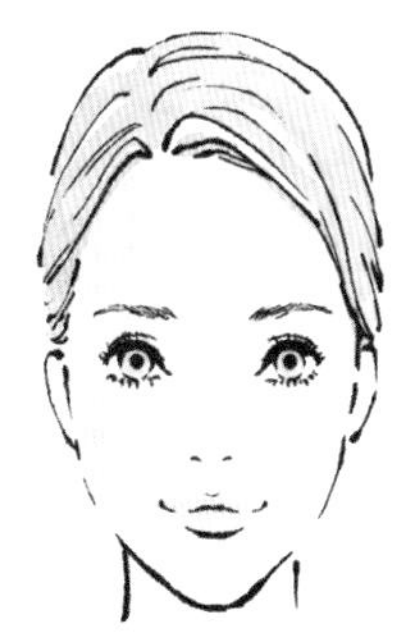

鼻呼吸的優點

- 吸入的空氣會經過加溫，濕度也會提升。
- 在體內加濕過空氣會經由鼻腔排出，鼻腔內也會加濕。
- 運動時能發揮跟有氧運動一樣的效果。
- 提高肺部與血管的功能，將一氧化氮供給到全身。

口呼吸的缺點

- 又冷又乾的空氣會刺激咽頭和喉頭。
- 又冷又乾的空氣會讓肺部功能變差。
- 吐氣時張口會導致口腔內乾燥，容易引起牙齒和牙齦的疾病。
- 口腔內細菌的種類會產生變化，容易造成口臭。

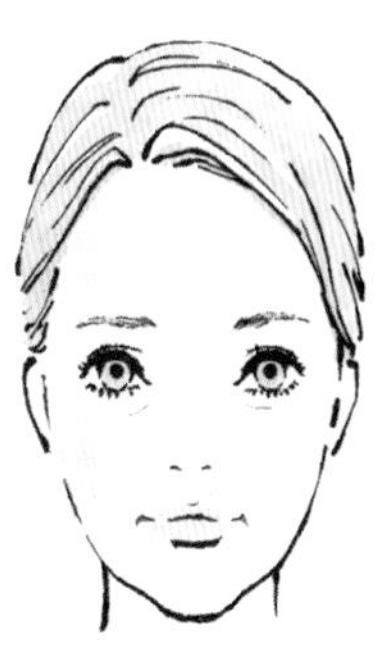

增加身體柔軟度的超棒呼吸法②

正確的呼吸讓身體由內而外更有元氣

從鼻子吸入的氧氣會進入肺部，由微血管運送到心臟。氧氣從心臟透過動脈，運送到腦部、內臟、手臂和腳等身體各個角落。之後血管會越來越細，最終氧氣會進入細胞的縫隙和細胞內。

進入細胞內的氧氣，會和在腸胃被吸收的營養一起，成為產生能量的原料之一，或幫助脂肪和蛋白質的分解。然而衍生的副產物二氧化碳，會再次經由微血管回到肺部，然後從微血管排出在吐氣時被排出體外。

看起來好像是理所當然的情形，像這樣經由呼吸進入人體的空氣會在全身循環。也就是說如果用了錯誤的呼吸方式全身都會失序。相反的如果**使用正確的呼吸方式，不僅可以調節全身機能，還能活化自癒力。**

此外，鼻呼吸的下一步希望大家可以嘗試的就是，從鼻子到腹部慢慢吸氣的腹式呼吸。乍聽之下好像只注意在吸氣，然而重點其實是在徹底吐氣這件事情上。透過收縮腹部慢慢的吐氣，才能吸入新鮮的空氣。

兩鼻孔交替呼吸法

讓左、右的鼻孔輪流交替使用，增進全身活力的呼吸法。對於促進血液循環、改善肥胖和調節自律神經都很有效。

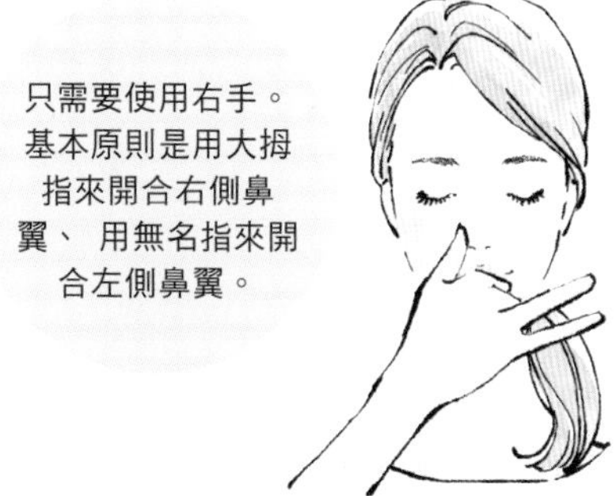

只需要使用右手。
基本原則是用大拇
指來開合右側鼻
翼、用無名指來開
合左側鼻翼。

1. 按住右側鼻孔，從左側鼻孔開始吸氣，並由 1 默數到 3。
2. 按住左側鼻翼兩鼻孔都緊閉，屏住呼吸數到 1。
3. 接下來從右側鼻孔開始吐氣，並由 1 默數到 6（左側鼻孔是閉合的狀態）。
4. 同樣用右側鼻孔開始吸氣，並由 1 默數到 3。
5. 按住右側鼻翼兩鼻孔都緊閉，屏住呼吸數到 1。
6. 接下來從左側鼻孔開始吐氣，並由 1 默數到 6（右側鼻孔是閉合的狀態）。

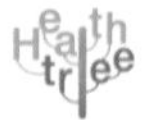

健康樹　健康樹系列 133

鬆筋解痛の最強瑜伽伸展式

世界一カラダが柔らかくなる すごいポーズ

作　者	Kaz（森 和世）
譯　者	葉明明
總編輯	何玉美
主　編	紀欣怡
封面設計	張天薪
版型設計	葉若蒂
內文排版	許貴華
日本工作團隊	插畫／nicospyder、蛯原あきら
	編輯／今井綾子
	執筆協力／佐々木彩夏
	裝訂・設計／田中麻里
	版型設計／里見茜（@satomiakane）
	髮型化妝／高原優子
	服裝協力／yoggy sanctuary

出版發行	采實文化事業股份有限公司
行銷企畫	陳佩宜・黃于庭・馮羿勳・蔡雨庭
業務發行	張世明・林踏欣・林坤蓉・王貞玉
國際版權	王俐雯・林冠妤
印務採購	曾玉霞
會計行政	王雅蕙・李韶婉
法律顧問	第一國際法律事務所　余淑杏律師
電子信箱	acme@acmebook.com.tw
采實官網	www.acmebook.com.tw
采實臉書	www.facebook.com/acmebook01

ISBN	9789865070816
定　價	300 元
初版一刷	2020 年 2 月
劃撥帳號	50148859
劃撥戶名	采實文化事業股份有限公司
	10457 台北市中山區南京東路二段 95 號 9 樓
	電話：（02）2511-9798　　傳真：（02）2571-3298

國家圖書館出版品預行編目資料

鬆筋解痛の最強瑜伽伸展式 / Kaz(森和世) 著 ; 葉明明譯 . -- 初版 . -- 臺北市 : 采實文化 , 2020.02

面； 公分 . -- (健康樹系列 ; 133)

譯自 : 世界一カラダが柔らかくなる すごいポーズ

ISBN 978-986-507-081-6(平裝)

1. 健康法

411.1　　108022635